JN097624

リンパは**流れる!**　セルライトは**消える!**

逆転発想から生まれた

シン・リンパドレナージュ

超図解!「イメージング解剖生理学」

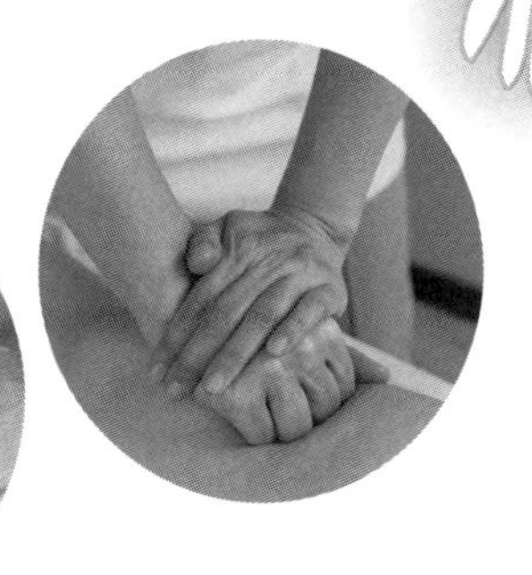

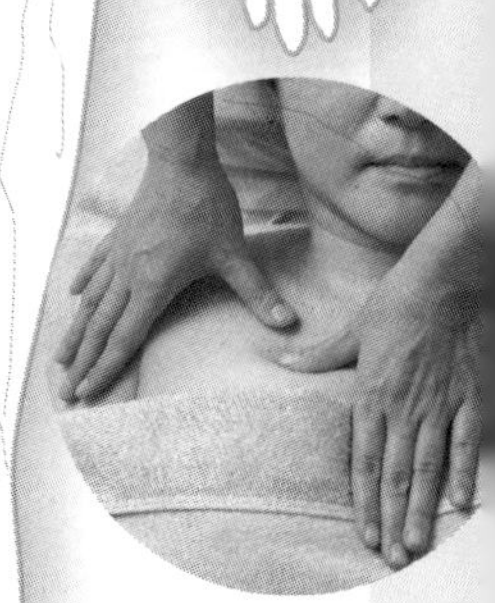

骨盤ドレナージュ® アカデミー代表

古瀧さゆり

BAB JAPAN

はじめに

「他の人は持っていない、新たな発想による技術を生み出したい」
　そう思ってきた私は、多くの方から悩みの声が聞かれる「むくみとセルライト」に注目しました。
　そして、むくみ・セルライトの効率のよいケアには、筋肉にフォーカスする必要があると気がつき、筋肉を整えるさまざまな手わざ（※）を学びました。

　同時に、リンパについての学びも深めたいと思っていましたが、深層リンパと浅層リンパについて学べる講座はなかなか見つかりませんでした。そのため、リンパ学を研究されている医師の書籍や、リンパ学についての論文、15年以上も前に出版されたセルライトについての書籍などから、リンパに対する疑問を解決し、学びを得てきました。

　こうした、さまざまな学びから試行錯誤を繰り返して生まれたのが、「リンパの通り道を作れば、リンパは流れる」をテーマに考案した４つのメソッド、[ボディドレ][コツドレ][かおドレ][セルエク]です。

　エステティシャンやセラピストは、お客様に癒やしを与え、喜んでいただけるお仕事ですが、身体を酷使する仕事でもあります。
　本メソッドは、施術者が身体を酷使することなく、自分の体重を利用しながら効率よく施術ができ、短時間で結果が出るものとして、長く現役を続けられるというメリットがあります。

　これらのメソッドを確立し、スクールを開校して技術を学んでいただいたところ、生徒さんたちから次のような悩みや疑問を聴くことが多くなりました。

「リンパについて学べるところがない……」
「リンパを流すとなぜ免疫力が上がるのか？」
「リンパはどんなルートで巡っているのか？」
「リンパ節では何が行われているのか？」
「リンパとセルライトはどう関わり合っているのか？」

以前の私と同じように思っているセラピストさんがたくさんいたのです。リンパの本というと、専門用語が並べられた難しい医学書か、リンパについて初歩的な情報しか得られないハウツー本しかなく、生徒さんたちも困っていたようです。

そして、「わかりやすいリンパを学べる講座を作ってほしい」というリクエストに応え、リンパ解剖学講座を開講しました。

エステティシャン、セラピストの方は、感覚でお仕事をされている方が多く、専門用語が並べられた理論を理解することを苦手とする方が多くいらっしゃいます。私も苦手なタイプで、書籍で得た情報をイラスト化してみたり、わかりやすい言葉に置き換えたりして理解しました。

この経験を活かし、さまざまな図やイラストを使って解剖生理の授業を行ったところ、たいへん好評をいただきました。

本書でも、「リンパの解剖学」を直感的に理解できるよう、イメージ図を多用して解説しています。また､逆転発想から生まれた４つのメソッドのうち、「リンパドレナージュ［ボディドレ］ベーシックテクニック」を同時に学んでいただける内容になっています。

エステティシャン、セラピスト、インストラクターなど、美と健康のためにリンパを知りたいという方の、学びの近道となれば幸いです。

※私は､「手技」を「手わざ」と呼んでいます。［ボディドレ］［コツドレ］［かおドレ］［セルエク］を、どなたにも身近に感じていただくために、専門用語である「手技」をあえて使わず､「手わざ」という呼称を選びました。

逆転発想から生まれた シン・リンパドレナージュ

もくじ

第三章
セルライトをあきらめないで！

第四章
美肌作りは毛細血管とリンパから

第五章
逆転発想!! リンパドレナージュの基本実技

◎本文中で使用している「骨盤ドレナージュ」「セルライトエクササイズ」は、骨盤ドレナージュ®アカデミーの登録商標であり、「顔ドレナージュ」は、同校による商標登録申請中です。また、短くわかりやすく表現するため、「骨盤ドレナージュ」は［コツドレ］、［セルライトエクササイズ」は［セルエク］、「顔ドレナージュ」は［かおドレ］と表記しています。

第一章

恥ずかしくて……
今さら聞けない血管のこと

まずは「血管」
基本の「き」からはじめましょう

リンパの働きは、血管の働きと大きく関わり合っています。まずは血管（動脈・静脈・毛細血管）について知ることが、リンパを知る第一歩になります。

私たちの身体には、血管を流れる「血液」とリンパ管を流れる「リンパ液」があって、どちらも最終的には心臓に流れていきます。

血管には「動脈」「静脈」「毛細血管」があって、それぞれ役割が違います。

右のイラストは赤線が往路の動脈、黒線は復路の静脈を表しています。そして、この往路（動脈）と復路（静脈）をつないでいるのが、毛細血管です。往路と復路で運ばれているものが何か、そして毛細血管で行われているミラクル（18ページ）を知ることからはじめましょう。

エステティシャン、セラピストとして、お客様のお身体に触れさせていただく者として、最低限知っておくべき、リンパのことをこの一冊にまとめました。

難しく考えずに、リンパのイメージを作る気軽な気持ちで、読み進めていただけるとうれしいです。

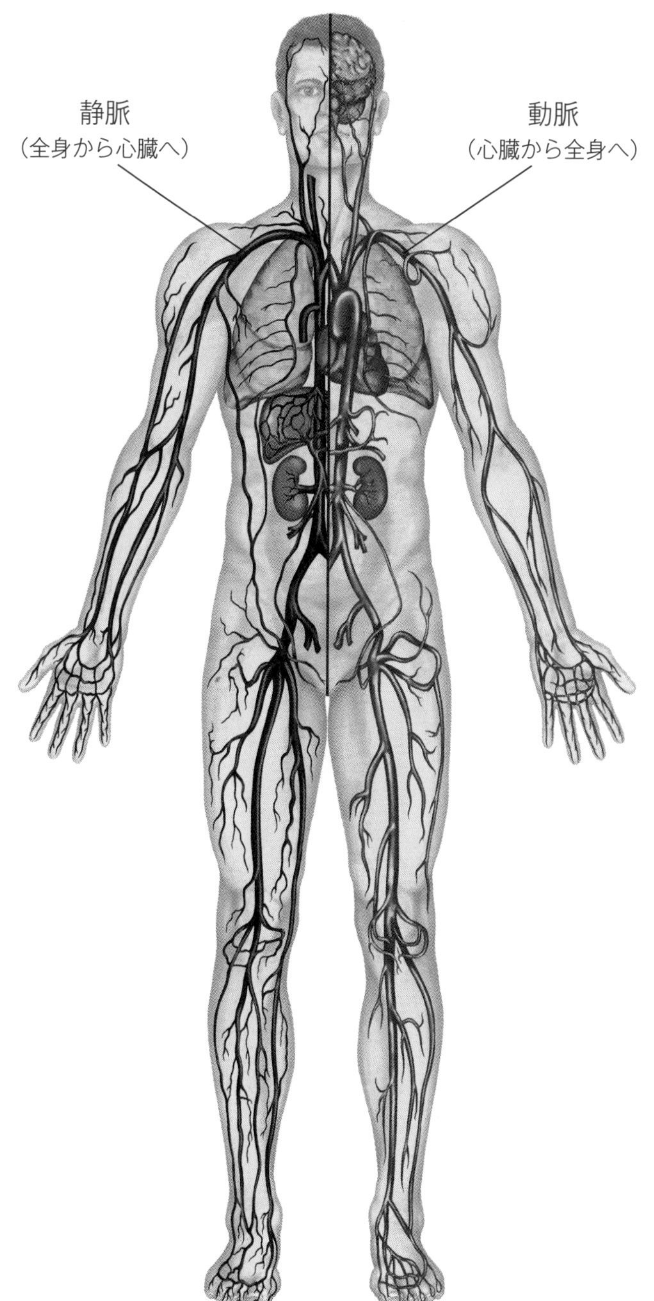
静脈
（全身から心臓へ）
動脈
（心臓から全身へ）

動脈の仕事

動脈は心臓の収縮で血液が勢いよく一気に流れ込むので、その圧に耐えられるように、ゴムのような弾力性と伸縮性がある。

リサイクルセンター

（心臓）

（動脈血）

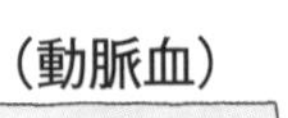

↑栄養と酸素を積んだトラック

高速道路

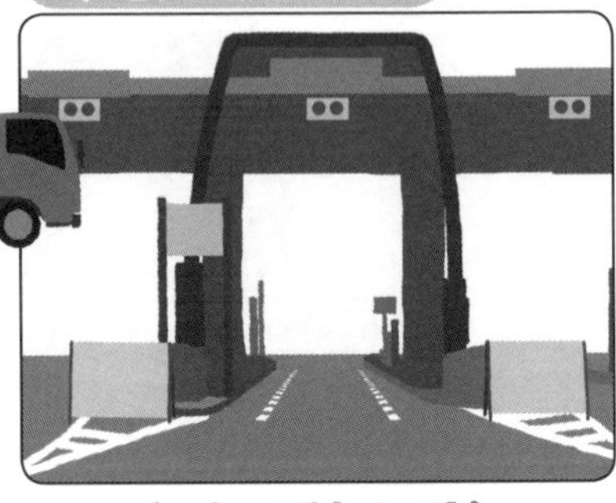

（大動脈）

1回の心臓の収縮で血液は約 70㎖送り出される。1分間には約 4.2ℓの血液が全身に送り出される。

中膜

外膜

内膜

動脈は24時間休みなく働き続けています。動脈血は、リサイクルセンター（心臓）を出発して荷物を届けるトラックにたとえると、理解しやすいと思います。

トラック（動脈血）は、まずリサイクルセンター（心臓）でリサイクル加工（ガス交換）され、商品をたっぷり積んでいる（動脈血は栄養と酸素たっぷりな）状態です。そして、高速道路（大動脈）、一般道（動脈）、細い路地（細動脈）を経て配送センター（毛細血管）に送られると、商品を買った家庭（約60兆個の細胞）の元へ行きます。

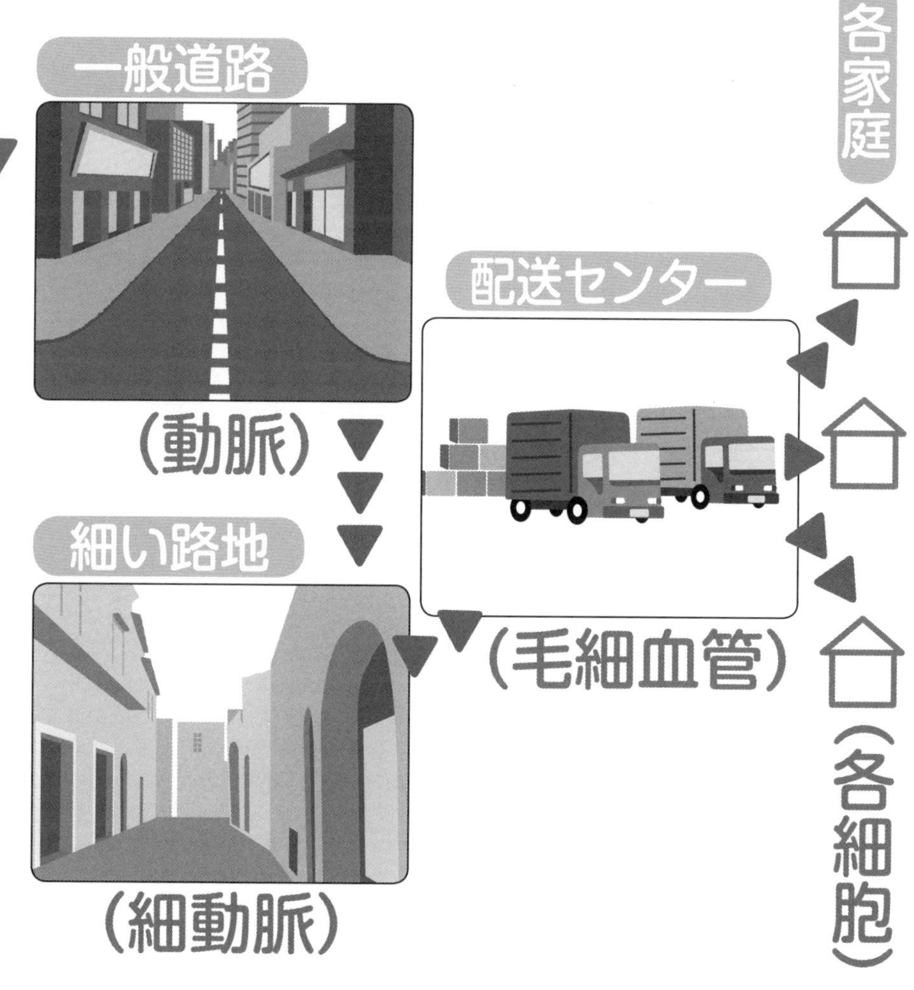

静脈の仕事

静脈は動脈と違って強い圧を受けないので、血管壁は弾力性がなく、薄くて柔らかい。上半身の静脈はまとまって上大静脈を通り、下半身の静脈はまとまって下大静脈を通り、リサイクルセンターへ。

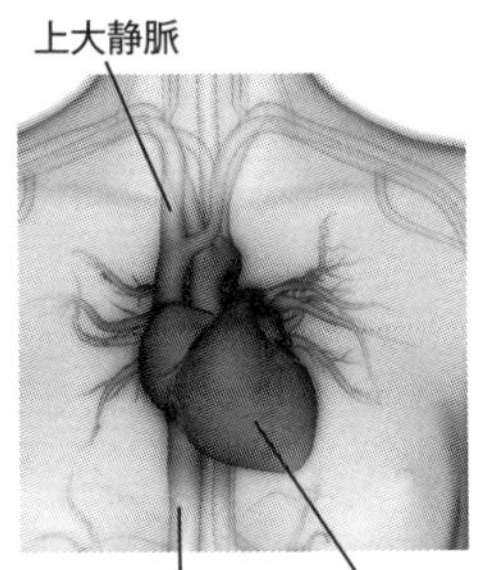

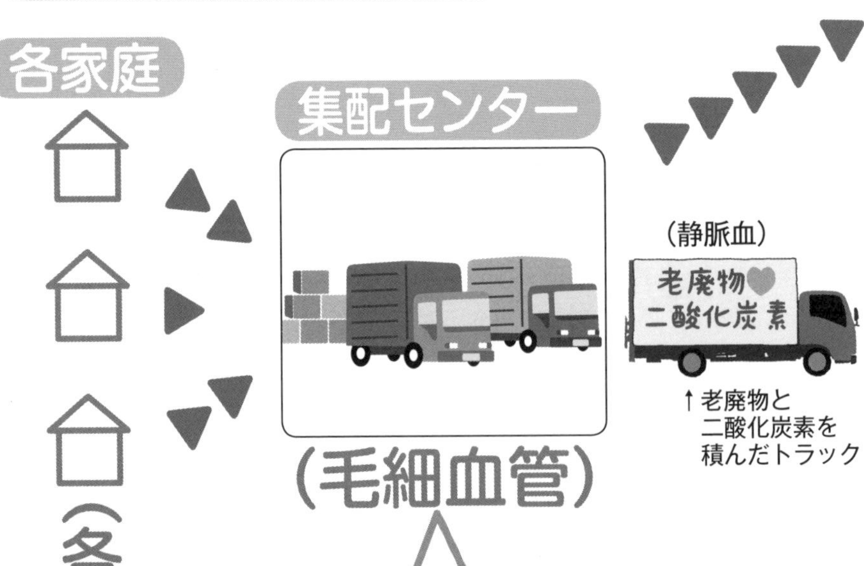

静脈の血液が心臓に向かって流れることを「静脈還流（じょうみゃくかんりゅう）」という。

静脈は酸素と栄養を受け取った細胞から出された、二酸化炭素と老廃物を回収して、リサイクルセンター（心臓）に戻すのが仕事です。動脈とは逆の流れになります。

細い路地

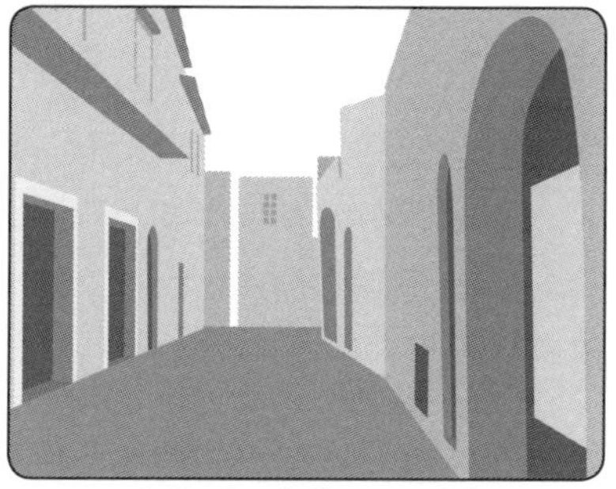

（細静脈）

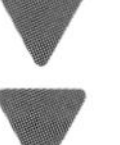

一般道路

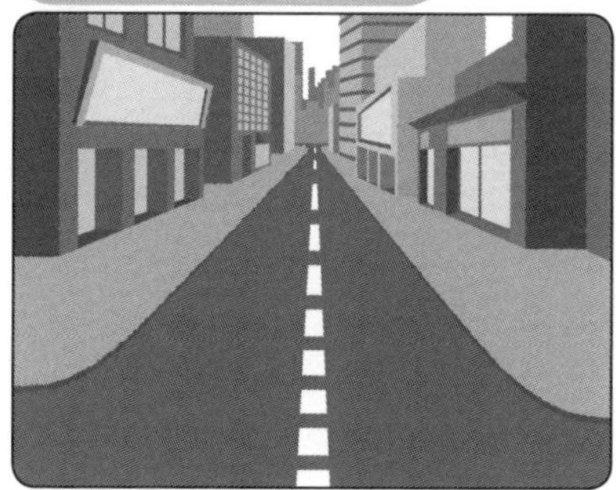

（静脈）

高速道路

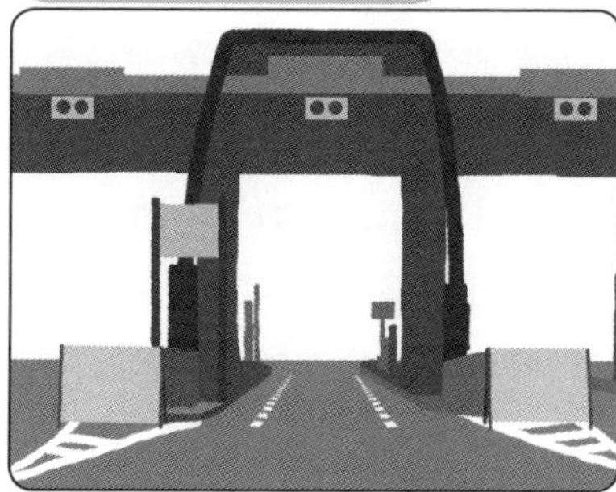

（上大静脈・下大静脈）

リサイクルセンター

（心臓）

心臓のように大きなポンプがないため、逆流しないように内側に弁がある。

静脈弁

内膜

中膜

外膜

「静脈還流」――呼吸や身体の動きが作る静脈の流れ

静脈還流とは、心臓から送り出された血液が動脈を通って全身に行き渡ったあとに、静脈を通って心臓に戻る流れのことをいいます。

「静脈還流」は、私たちが何気なくあたりまえに行っている呼吸や、身体の動きによってサポートされています。深い呼吸のほうがいいといわれていますが、それは、呼吸が血液の流れに大きく関わっているからなのです。「静脈還流」に関わる3つのメカニズム、「伴行静脈」「筋肉ポンプ」「呼吸ポンプ」を見ていきましょう。

伴行静脈（ばんこうじょうみゃく）

ほとんどの静脈は動脈に巻きついています。そしてさらに結合組織で束ねられています。これを伴行静脈といいます。静脈は動脈のように心臓のポンプがありません。静脈の壁は柔らかいので、動脈の動きが静脈の壁に伝わり、その刺激を受けて静脈血が動きます。動脈の心臓ポンプの動きによって流れをサポートされています。

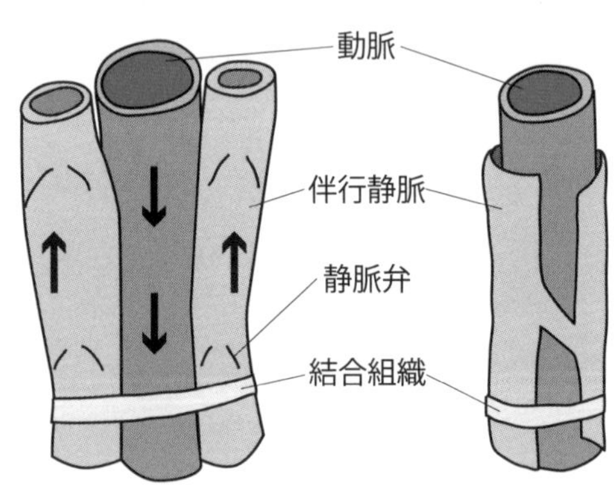

筋肉ポンプ

身体を動かすことで､筋肉の弛緩と収縮が起こります。その刺激によって筋肉層にある血管が圧迫や開放されて血液が押し流されます。これを筋肉ポンプといいます。

柔らかい筋肉のほうが可動域が大きくなり、静脈に与える骨格筋の運動（圧迫と開放）の刺激も大きくなります。筋肉ポンプを最大限に活用するには、筋肉の柔軟性が必要です。

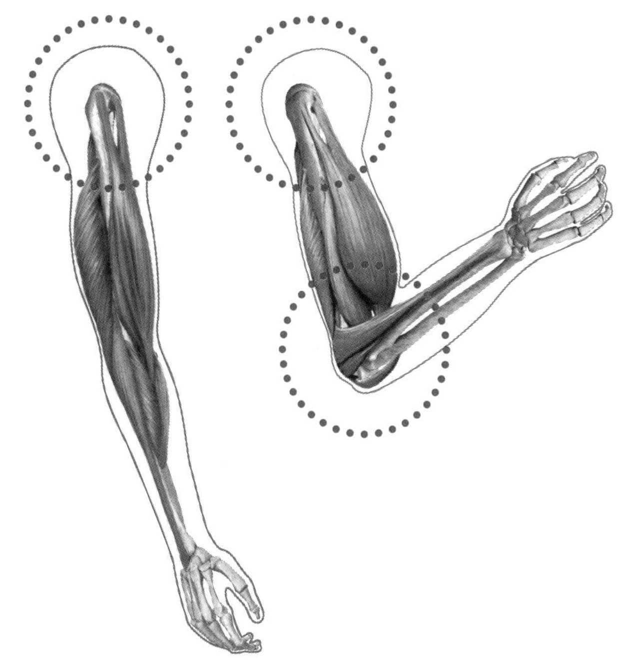

かたい筋肉が静脈に
与える刺激

柔らかい筋肉が静脈に
与える刺激

呼吸ポンプが腹部静脈の動きを支える

呼吸ポンプ

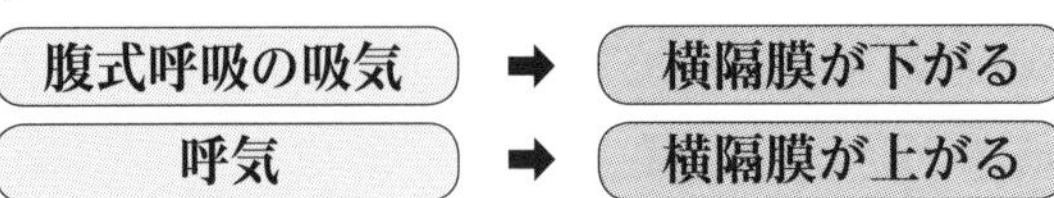

呼吸による横隔膜の上下運動が、腹部の静脈を心臓に向かってポンプのように押し上げます。これが「呼吸ポンプ」の働きをします。

息を吸うときは、胸腔では横隔膜が下がり、胸腔と肺が膨らんで空気を取り込みます。すると、肺と同様に下大静脈の内腔も広がり、腹腔の静脈血が胸腔に上がってきます。腹腔では、横隔膜が下がることで腹腔が狭くなり、静脈が圧迫され、圧迫されることで静脈血を胸腔に押し上げます。

息を吐くときは、胸腔では横隔膜が上がって胸腔が狭くなり、肺が縮んで空気を押し出します。肺が縮むと、同様に下大静脈の内腔も縮み、静脈血を心臓に押し上げます。一方、息を吐くと腹腔では横隔膜が上がり、腹腔が広くなります。すると、静脈の圧迫が解放され、下肢の静脈血が上がってくるというわけです。

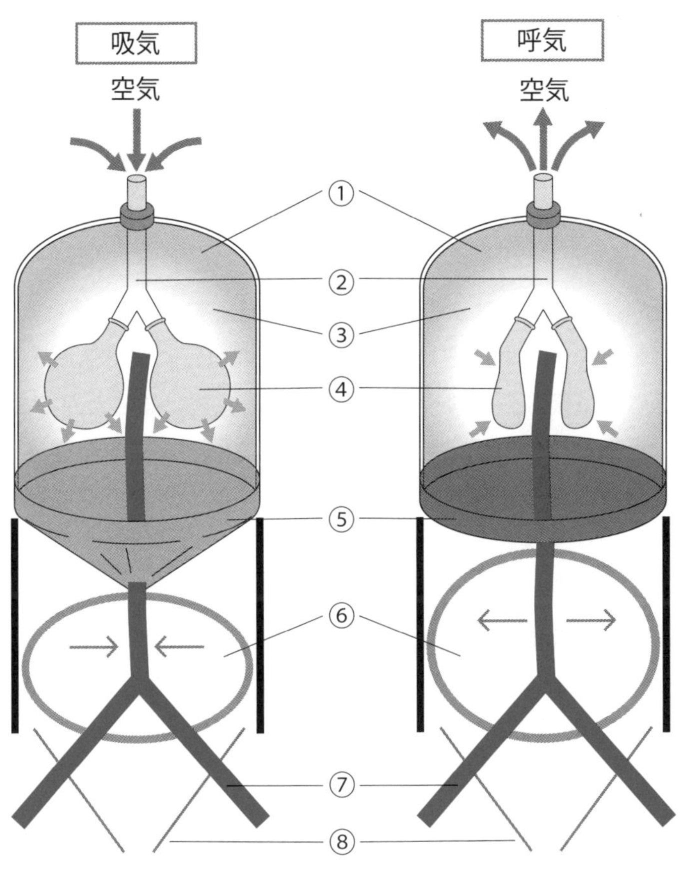

①胸郭　⑤横隔膜
②気管　⑥腹腔
③胸腔　⑦血管
④肺　⑧鼠径部

すごいぞ！　毛細血管のミラクル

私たちの身体は酸素と栄養が行き渡らないと、その部分は壊死してしまいます。毛細血管がそうはならないよう頑張っています。

さらに毛細血管は、酸素と栄養素を届けたあと、細胞から出た二酸化炭素と老廃物を回収する仕事もしています。

毛細血管の仕事の流れは次のようになっています。

酸素と栄養を含んだ血液は、動脈から毛細血管に流れ込みます。毛細血管は透過性に優れ、酸素や栄養分を組織液に届けることができます。

さらに毛細血管は、組織液内に溜まった二酸化炭素や老廃物を回収します。ただし、分子が大きくて毛細血管が回収できない老廃物があります。これは、リンパ管が回収します。

毛細血管で行われている物質交換のしくみ

毛細血管から組織液に、組織液から毛細血管に栄養分や老廃物が運ばれるしくみは、濃度が高いほうから低いほうへと移動する「拡散」によって行われます。

酸素、栄養分は　毛細血管（濃度が高い）→組織液（濃度が低い）

二酸化炭素、老廃物は　毛細血管（濃度が低い）←組織液（濃度が高い）

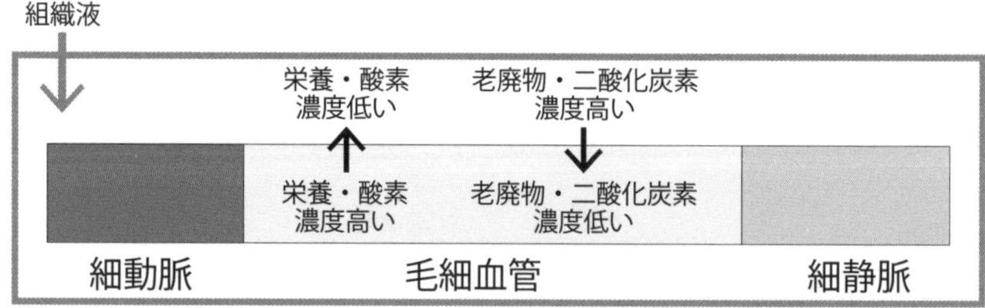

組織液・細胞外液

細動脈
リンパ管
毛細血管
栄養
酸素
二酸化炭素・老廃物
90%
10%
細胞内液
細胞
細静脈

「拡散」とは、水の中にインクを１滴落としたときに広がっていくようなイメージです。拡散により毛細血管と細胞との間で、酸素または二酸化炭素と、栄養分または老廃物のやり取りが行われます。

さらに、酸素と栄養分を毛細血管から組織液へ押し出す「ろ過」、細胞から出された老廃物を毛細血管内のアルブミン（タンパク質）が磁石のように引きつける「再吸収」によっても、やり取りが行われています。

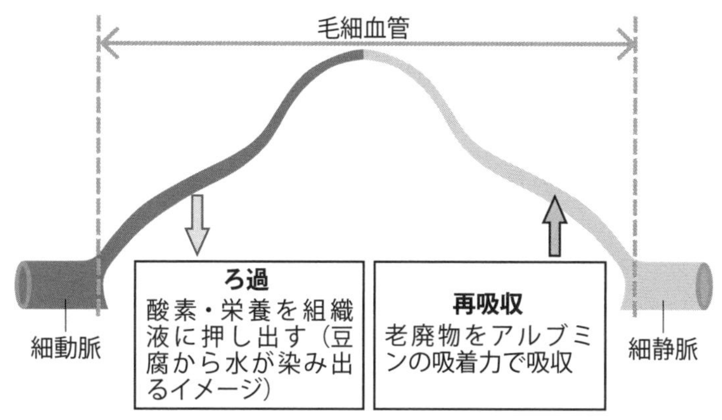

※ちなみに、細胞が栄養を受け取ったり、老廃物を組織液に出したりするのも、この拡散によるものです。

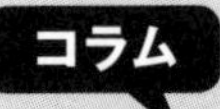

幽霊になった血管!?

私たちの身体を作る約60兆個の細胞に栄養を届ける重要な役割のある毛細血管ですが、毛細血管が縮こまったり、消えかけたりする「ゴースト血管」が注目を集めています。

毛細血管が減ると血液が行き渡らなくなって、細胞の老化が進みます。細胞の老化と聞くと、お肌のイメージですが、加齢疾患(動脈硬化、高血圧、糖尿病、ほか)にも、毛細血管の血流不足が関わっていることがわかってきています。

美しく、健やかであるためのカギを握る毛細血管。毛細血管を育てるには、血流アップが必要です。古瀧式メソッドのコンセプトは、「リンパの通り道を作る」ですが、血液循環とリンパ循環は関わり合いながら似たようなメカニズムで流れています。したがって、リンパの通り道を作ることは、同時に血流をアップすることでもあるのです。

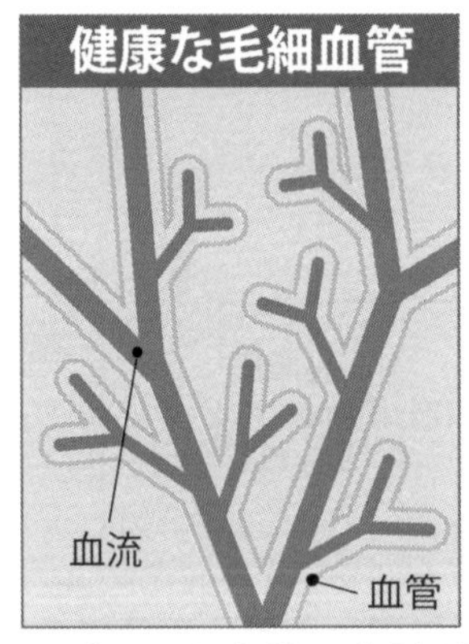

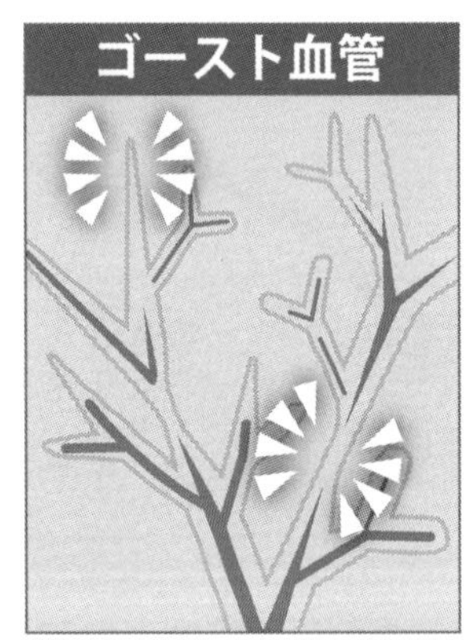

ゴースト血管は先端が消えかかって血流が滞る

第二章

リンパは、道を作れば自然と流れる

オイルリンパドレナージュの目的としくみ

従来のオイルリンパドレナージュは、皮膚に刺激を与えてリンパの回収を促進させることを目的に行われています。
皮膚に刺激を与えると、どのようなしくみでリンパ液が回収されるのか掘り下げてみてみましょう。

毛細リンパ管のリンパ液の入り口には、細い糸状のものがついています。その糸が、肌の真皮層にあるコラーゲンとエラスチンのネットに巻きついています。この糸状のものを繋留（けいりゅう）フィラメントといいます（繋留＝つなぎ止める　フィラメント＝細かい糸状のもの）。

皮膚に刺激を与えると、真皮層のコラーゲンやエラスチンのネットとつながっている繋留フィラメントが動きます。そうすると、繋留フィラメントに引っ張られる形で、毛細リンパ管の入り口が開いて組織液がリンパ管に回収されます。
リンパ浮腫の治療でも、この手法が用いられています。ちなみに組織液は、リンパ管に回収されるとリンパ液と名前が変わります。

従来のリンパドレナージュは、毛細リンパ管からの老廃物などの回収を促進させて、圧を加えながらリンパを流していくものです。この圧は、いろいろな考え方があります。
リンパ浮腫の治療では、ほとんど圧を加えず、羽で軽くさするような優しいアプローチです。
反対に、強い圧を加えてリンパを流すアプローチもありますが、この場合、強い痛みを伴う場合があります。

この２つは圧の違いはあっても、毛細リンパ管の回収に着眼し、リンパの流れに沿って流していくという考え方は同じです。

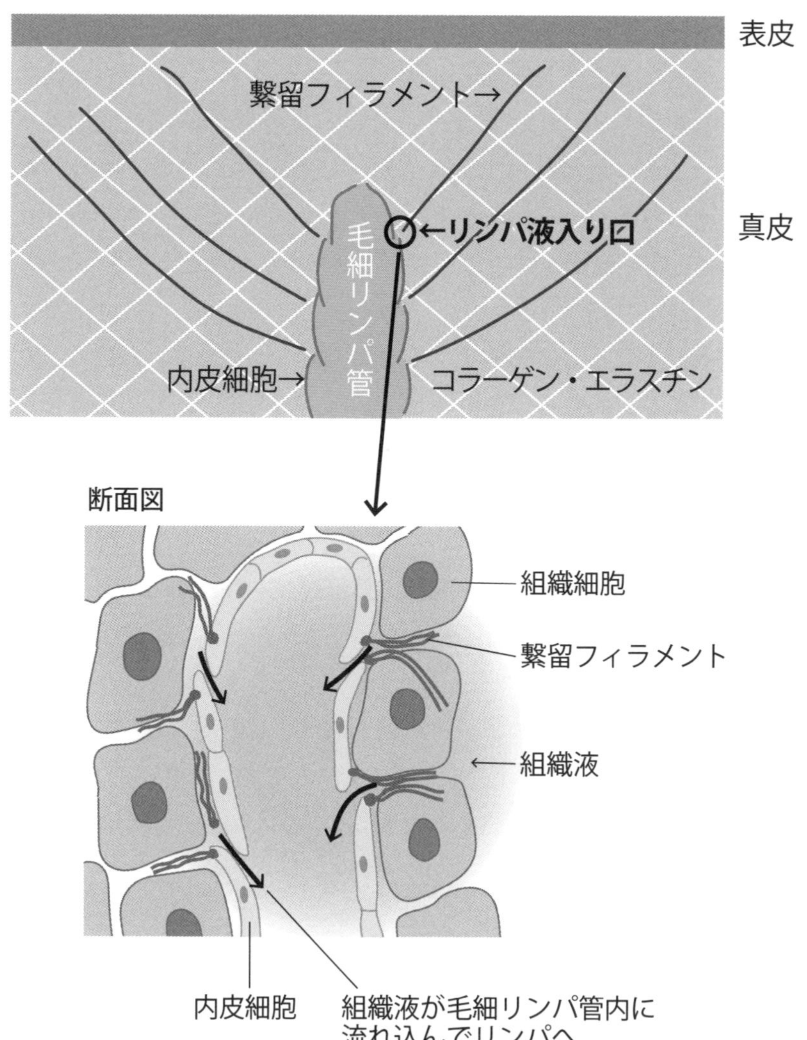

従来のオイルリンパドレナージュの手順

従来のリンパドレナージュの工程を例にあげましょう。通常の背面の足のリンパドレナージュは、足先から臀部（でんぶ）にかけて、①～③の順に流していきます。

私も昔はこの工程で行っていました。でも、「もっとむくみやセルライトを排泄に導きたい！　何かよい方法はないか？」といろいろリサーチして考えた末、筋肉をゆるめ、整える施術を学ぶことにしました。

むくみとセルライトの解消をより効果的に導くためには、習得した施術をどうアレンジしたらいいのかと、試行錯誤を繰り返していきました。そして、筋肉をゆるめ、整えること、セルライトとセルライトの間にすき間を作ることが、リンパの通り道を作ることにつながるというところにたどり着いたのです。

この方法なら、セラピストの身体の負担軽減をしながら、今まで以上にむくみ、セルライトを排泄に導くことができることもわかりました。

さらに差別化を図るため、日々奮闘を続けました。そしてできあがったのが骨盤ドレナージュ、[コツドレ]です。着衣のまま、たった10分で下半身のリンパの通り道である腹部コアリンパの通り道を作るオリジナルメソッドの手わざです。

[コツドレ]は、お客様の「肉質」にもよるのですが、1回の[コツドレ]で、むくみが流れて太ももが細くなったことが見てすぐにわかります。

[コツドレ]は、太もものリンパドレナージュはいっさい行わず、骨盤周辺の筋肉をゆるめて整えるだけです。それなのに太もものむくみが

流れる……不思議ですよね。

これが、「リンパの通り道を作ればリンパは流れる」というメソッドを裏づけています。

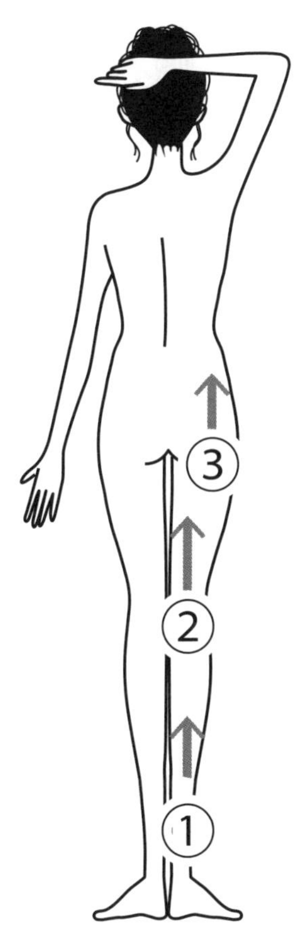

肉質によっては、[コツドレ]1、2回で見た目の変化が表れにくい方もいますが、足の軽さ、股関節の動きのよさなどで、お客様には実感していただけます。

月に1～2回、3か月間続けていただくと、ジーンズがゆるくなった。むくみでつらいのがなくなった。などと実感していただけるはずです。

コラム

「肉質」について

肉質は、脂肪、筋肉、セルライトの比率やかたさの状態で変わります。同じ人でも、太ももの肉質と二の腕の肉質は違い、効果の現れ方も違います。

各部位の肉質を見極められるようになると、ポイントを絞って効率よく施術ができ、お客様へのアドバイスも変わってきます。

手順が逆？　新発想［ボディドレ］

　リンパの通り道を作る古瀧式メソッドの背面の足のリンパドレナージュ［ボディドレ］のトリートメント工程は以下のとおりです。

①はじめにリンパのゴールである、鎖骨周辺を開通させる
② 横隔膜の柔軟性を出す（呼吸ポンプ力を高めるため）
③ 腹部開通
④ 鼠径（そけい）リンパ節開通
⑤ 臀部開通
⑥ 太もも開通
⑦ ふくらはぎ開通
⑧ 足裏開通
⑨ 足先から臀部にかけて手のひらを密着させて流す（強圧にする必要はありません）

「リンパの通り道を作る」という考えで背面の足のオイルリンパドレナージュを行うと、工程がこのように変わるのです。

　そもそもリンパの道を作るとはどういうことなのか？
　リンパの通り道を作れば、本当にリンパは流れるのか？
　皆さんの頭の中は「？」マークかもしれません。

　リンパ管の全体像や、働きの特徴などを知ることで、その「？」を解決していくことができます。

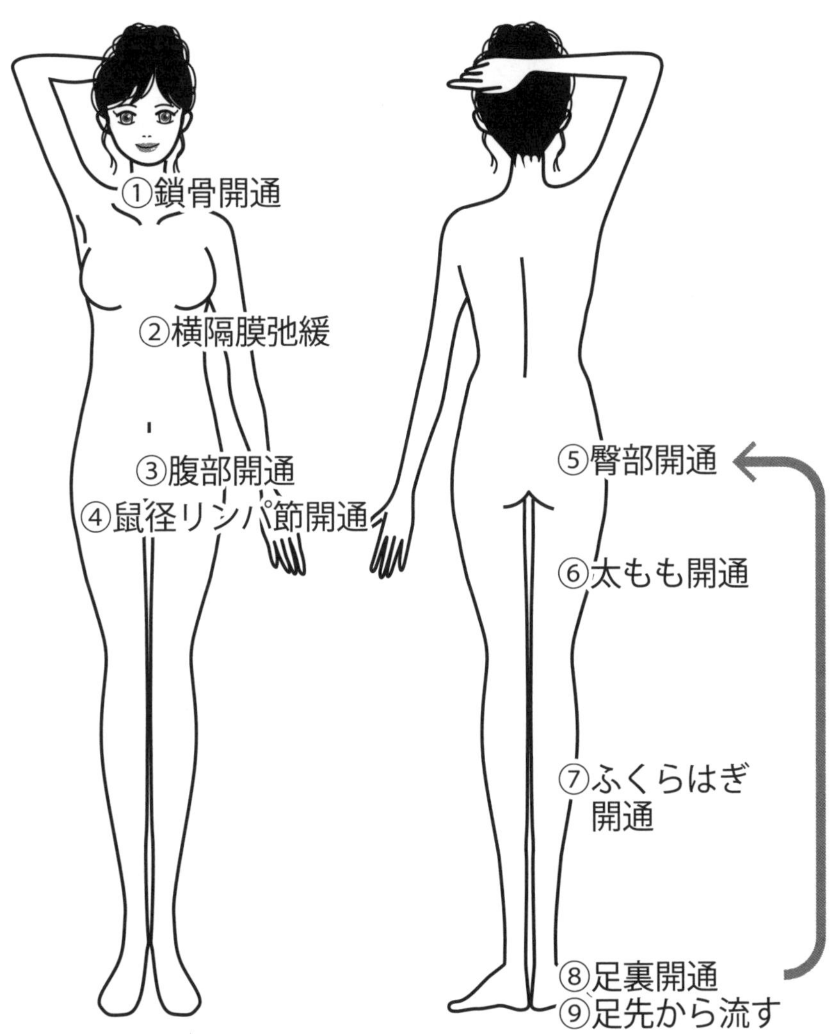
①鎖骨開通
②横隔膜弛緩
③腹部開通
④鼠径リンパ節開通
⑤臀部開通
⑥太もも開通
⑦ふくらはぎ
開通
⑧足裏開通
⑨足先から流す

リンパの通り道ができれば リンパは流れる

かたい筋肉とかたいセルライトは、血管またはリンパ管というホースを踏みつけている状態です。よって筋肉のむだな緊張をゆるめ、整え、かたいセルライトとセルライトの間にすき間を作るのです。そうすると、踏みつけていたホースから足を離した状態になり、血液とリンパ液の流れる通り道ができて、リンパの流れを活性化できます。

これが、「リンパの通り道を作る」ということです。

リンパ管は、「浅層リンパ」と「深層リンパ」の二つに大きく分けられます。そして「浅層リンパ」と「深層リンパ」をつなぐ管が「貫通リンパ管」です。従来のリンパドレナージュは、この「浅層リンパ」にアプローチしているのです。

「リンパの通り道を作る」という考え方では、皮下脂肪組織のセルライトと筋肉層の深層リンパ両方にアプローチしています。

皮下脂肪組織

肥大化したセルライトも、リンパの通り道をふさいでしまいます。セルライトとセルライトの間にすき間を作り、リンパ液の回収スペースを確保します。

毛細血管から栄養・酸素が組織液に行き渡り、老廃物の回収がスムーズで、毛細リンパ管の回収もスムーズになります。

筋肉

かたい筋肉の緊張をゆるめ、整えて、深層リンパの通り道を作ります。

深層リンパの流れの活性化には、筋肉のむだな緊張をゆるめ、整え、深層リンパの通り道を作ることが必要です。筋肉をゆるめ、整えて深層リンパを活性化すると、伴行静脈の動きと筋肉ポンプ活性も手伝って、貫通リンパ管を通して浅層のリンパ液を引き込む力が10倍にもなります。

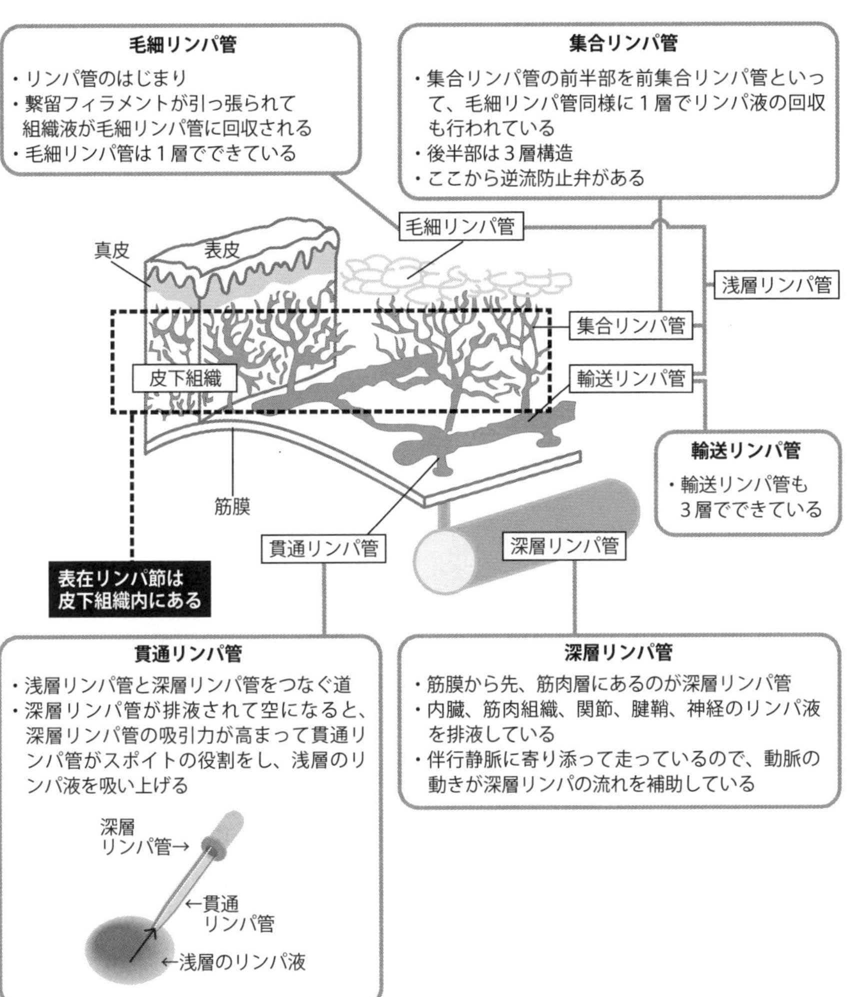

毛細リンパ管豆知識

毛細リンパ管は、その人の体の使い方の癖によって、発達するところとそうでないところがあります。同一人物でも、むくみやすいパーツが限定されているのはこのためです。

リンパは「粗大ゴミ収集車」

リンパ液は、静脈で回収できない大きなものを回収して運びます。「粗大ごみ収集車」をイメージすると、わかりやすいでしょう。

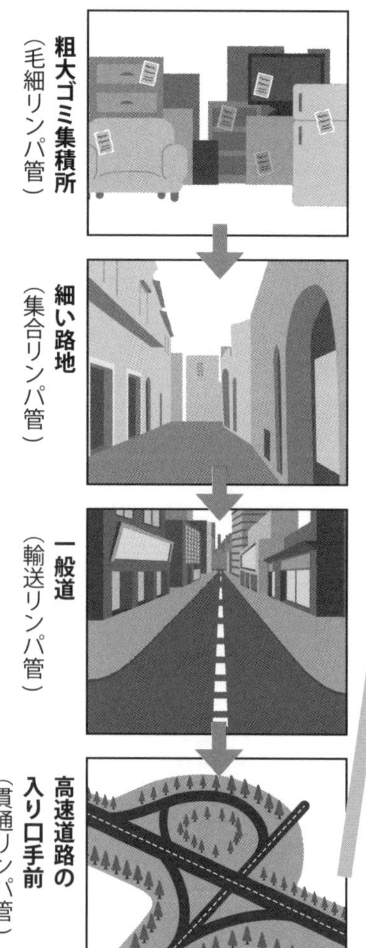

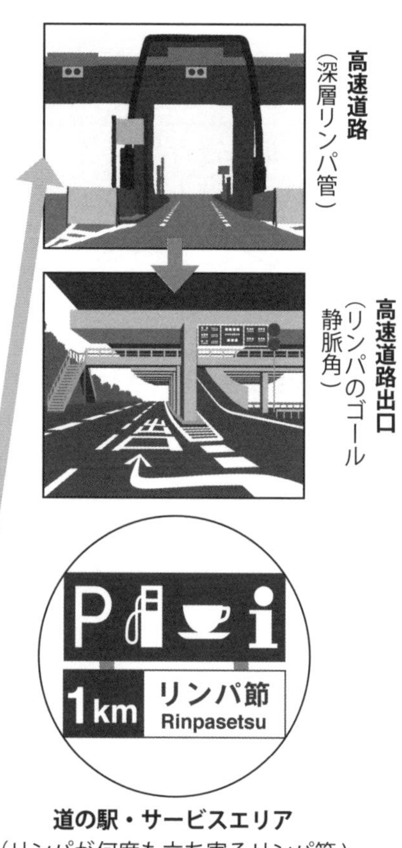

道の駅・サービスエリア
（リンパが何度も立ち寄るリンパ節）

※静脈角に入ったリンパ液は、静脈血と一緒になって上大静脈を通り、リサイクルセンター（心臓）に向かいます（12ページ）。

リンパが必ず立ち寄る「道の駅・サービスエリア」

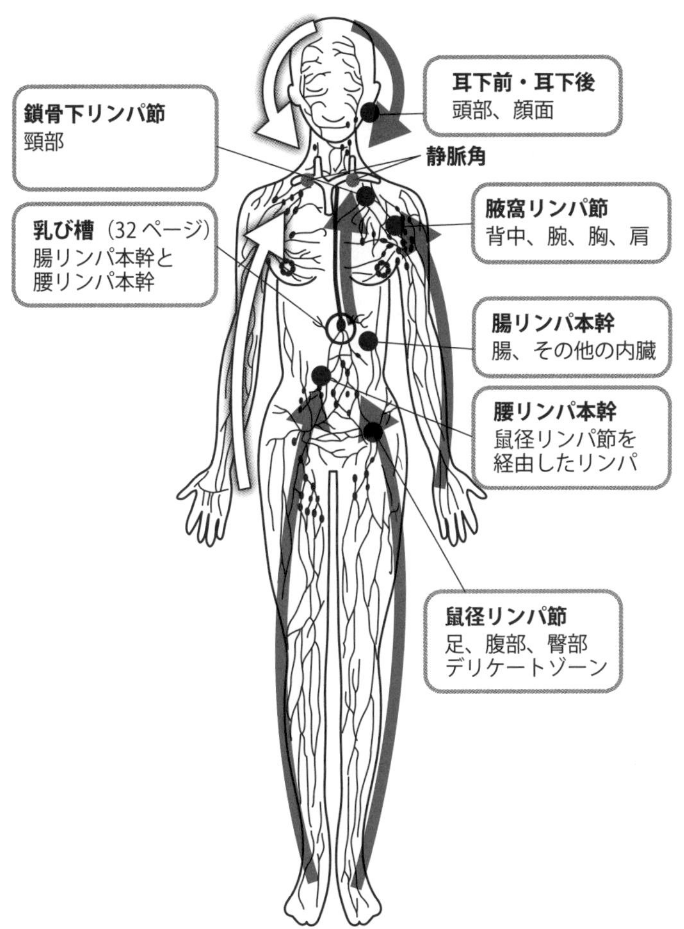

上の図のように、リンパは矢印の方向に向かって流れ、決まった道の駅・サービスエリア（リンパ節）を経由してリンパのゴールである静脈角に向かって流れます。

赤矢印　下半身・左上半身・左顔面・左頭部のリンパは左静脈角がゴール

白矢印　右上半身・右顔面・右頭部のリンパは右静脈角がゴール

リンパの流れを妨げる原因を取り除く

足のリンパを流すオイルトリートメントをイメージしてみてください。

足のリンパは、**鼠径リンパ節➡腰リンパ本幹➡乳び槽➡胸管➡静脈角**に向かって流れます。

この流れを妨げる要因を次頁の図に表しました。

上記のリンパの通り道がないまま、足のリンパドレナージュを行うことは、セラピストの頑張りに見合った成果を出しにくい状態といえます。

逆に、この部分のリンパの通り道を作ることで、セラピストの身体の負担を軽減しながら、リンパが流れていくという状態を作ることが可能になります。

よくあるパターンですが、足のリンパが滞り、むくみやすい人は、骨盤の内と臀部のリンパの通り道を作ることで、むくみの根本ケアとなる場合が多くあります。

私もそうでした。[セルエク]（３章）で臀部のリンパの通り道作りを始めた頃、臀部のケアしかしていないのに、太ももの裏側にすーっと流れて軽くなる感覚を体験しました。太ももの裏にあったぼこぼこセルライト。今ではすっかりなくなっています。リンパの通り道を作れば、リンパは流れて、セルライトのケアにもつながるのです。

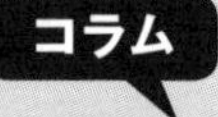

乳び槽とは

乳び槽は、腸リンパ本幹で回収された脂肪で白く濁っていることから名前がつきました。下半身のリンパ液はすべて乳び槽で一度集められてから静脈角へと流れます。

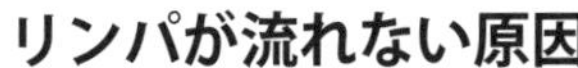

鎖骨周辺のかたい筋肉とセルライトがリンパの道をふさいでいる

横隔膜の動きが悪く、呼吸が浅いと、腹部リンパ液の押し上げるポンプ力が小さくなる

かたい筋肉とセルライトで腹部と臀部の通り道がない

鼠径リンパ節周辺のかたい筋肉とセルライトで、リンパの流れをせき止めている

[ボディドレ] の特徴

リンパドレナージュ [ボディドレ] は、従来のリンパドレナージュの逆転発想から生まれたリンパドレナージュです。

リンパのゴール、静脈角がある鎖骨まわりの筋肉をゆるめ、整える「手わざ＋リンパドレナージュ」からはじまり、末端に向かって「手わざ＋リンパドレナージュ」で、リンパの通り道を作ります。

なぜ通常のリンパドレナージュと逆の順序なのでしょうか。それは、施術者が一生懸命リンパドレナージュを行っても、リンパのゴールまでのリンパの通り道が開通していないと、リンパが思うように流れないからです。施術者がいくら努力してもリンパを流しきれていない、しかもリンパドレナージュを受けているお客様には強い痛みが伴う、などのデメリットがあって、効率よくリンパを流すことができないのです。

痛みは身体にとってストレスとなり、末梢神経を収縮させ、毛細リンパ管の回収に悪影響を与えてしまいます。

このような理由から、リンパドレナージュは心地よく行うのが理想といえます。

[ボディドレ] は、「手わざ 30 分＋リンパドレナージュ 60 分」を組み合わせて、効率よくリンパの通り道を作り、全身の施術を完結します。

手わざは、角度、力加減、イメージづくりなど繊細に学んでいただく必要があるため、第 5 章に [ボディドレ] のオイルトリートメント（60 分）をご紹介しています。ここでは全体の順番をお伝えします。

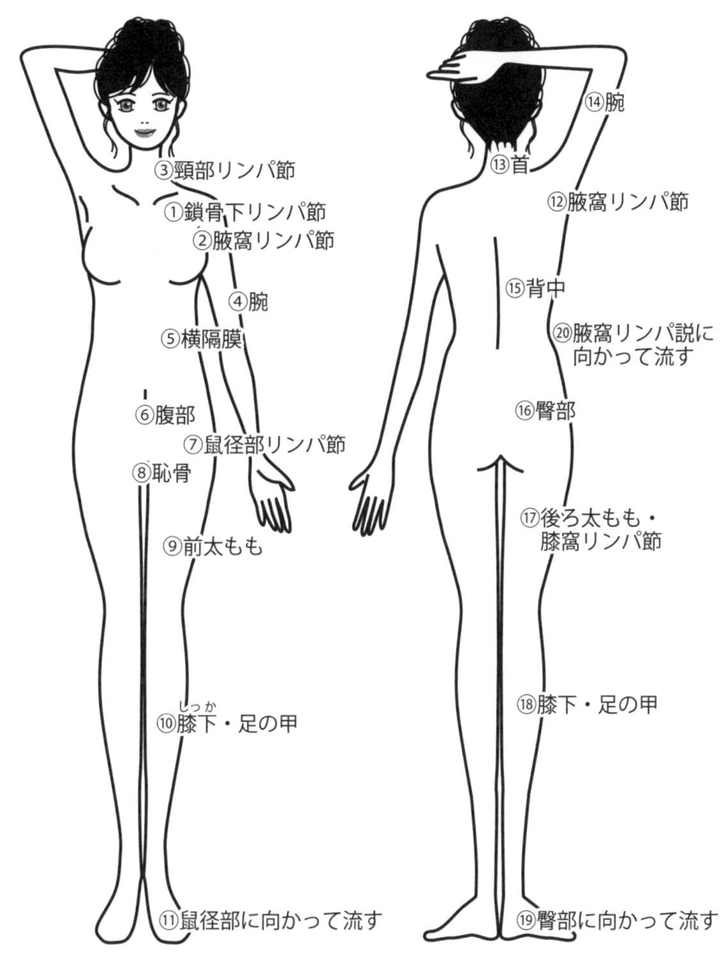

［ボディドレ］のトリートメント工程を見ていただくと、従来のリンパドレナージュとの違いがおわかりいただけると思います。

また、［ボディドレ］は、セルライトのもみ出しはしません。

私も昔は、汗だくになってセルライトのもみ出しを行っていましたが、もみ出しにパワーを消耗することなく、セルライトを排泄に導けることに気がついたときには、胸が高鳴ったことを覚えています。

[ボディドレ] のまとめ

［ボディドレ］のメリットには、次のようなものがあります。

・90 分でリンパの通り道を作る
・強圧をかけないので痛くない
・セルライトのもみだし不要
・横隔膜にアプローチし、深い腹式呼吸をサポート
・筋肉の性質を上手に活用しているからセラピストが楽
・「手わざ」と「オイルリンパドレナージュ」の融合
・セラピストの身体を守って結果を出す
・商材はオイルのみ。腕で勝負できる

腹部の深層リンパの通り道を作る［コツドレ］と組み合わせると相乗効果で、リンパドレナージュのスペシャリストになれます。

セラピストの身体の負担を軽減して、いつまでも楽しく、エステティシャン、セラピストとして活躍していただくためにおすすめのリンパドレナージュです。

［ボディドレ］を活かしたメニューの作り方

◎エステとの融合

・リンパドレナージュのバージョンアップ
・商材不要で、痩身・ボディメイクメニュー強化

◎整体との融合

・オイル以外の商材を準備することなく、美容を打ち出せる

コラム

[ボディドレ] 導入事例

ホームサロン　エステティシャン　S様

骨盤ドレナージュアカデミーの講座で深層リンパの重要性を学び、先生から［ボディドレ］の話を詳しくお聞きしました。

今までのトリートメントと考え方が違うので、とても新鮮でした。筋肉を意識してトリートメントすると、背中やヒップラインが変わるという気づきは大きかったです。整体的な筋肉をゆるめる施術を学ぶことは初めてでしたが、思っていたより簡単で、しかも筋肉をもまないのに、柔らかくなっていくことに感動しました。

実際に導入すると、お客様が［ボディドレ］を気に入り、リピートしてくださっています。エステティシャンとしても、以前のトリートメントより身体への負担が少なくなったので助かっています。

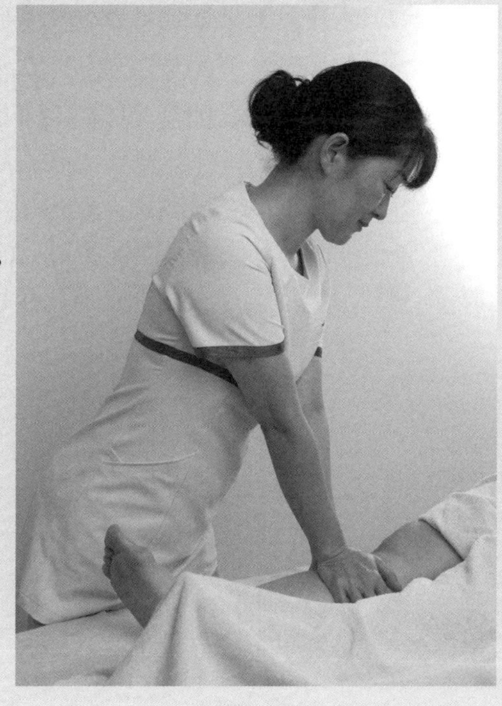

リンパの縄張り!?　リンパ分水嶺

リンパ管の少ないエリアを結んだ線を「リンパ分水嶺（ぶんすいれい）」といいます。リンパの縄張りのようになっていて、この線を越えてリンパを流すことは困難です。「リンパ分水嶺」の縄張りを意識し、経由するリンパ節に向かってリンパドレナージュすることが大切です。

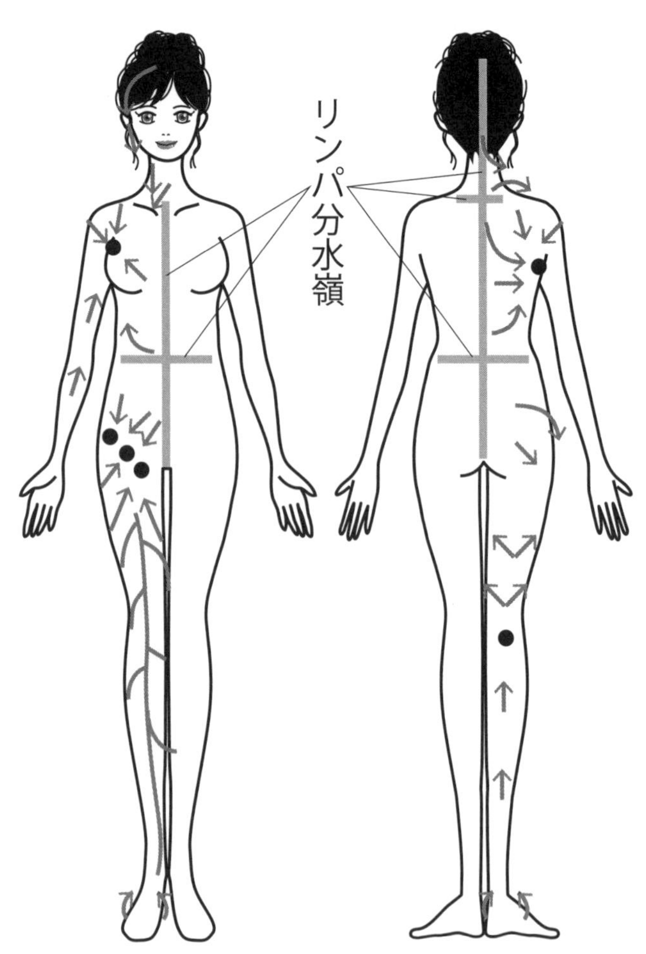

「粗大ゴミ収集車」のすごい役割

リンパは「粗大ゴミ収集車」とお話ししました。一般的にリンパは、「排水路」「下水道」にたとえられることが多いのですが、実はリンパはさまざまなものを運んでいます。

その中には私たちの身体に必要な栄養素、身体を守ってくれる免疫細胞も含まれています。

「『下水道』だと思っていたのに、栄養と免疫細胞を運んでいるの？」と、びっくりされる方も多いかもしれません。リンパの中味を詳しく知ると、リンパの流れを活性化することの重要性がまた見えてきます。

それでは、リンパの中味を詳しく見てみましょう。

免疫細胞
ＮＫ細胞、Ｔ細胞、
Ｂ細胞など
死んだ細胞
老廃物
細胞が出した
ゴミ
粗大ゴミ
収集車
細菌・
ウイルス
たんぱく質
アルブミンなど
化学物質
タバコ、
排気ガスなど
脂肪
腸で回収
された脂肪
糖質
身体で
使われなかった
余分な糖
乳酸
疲労物質

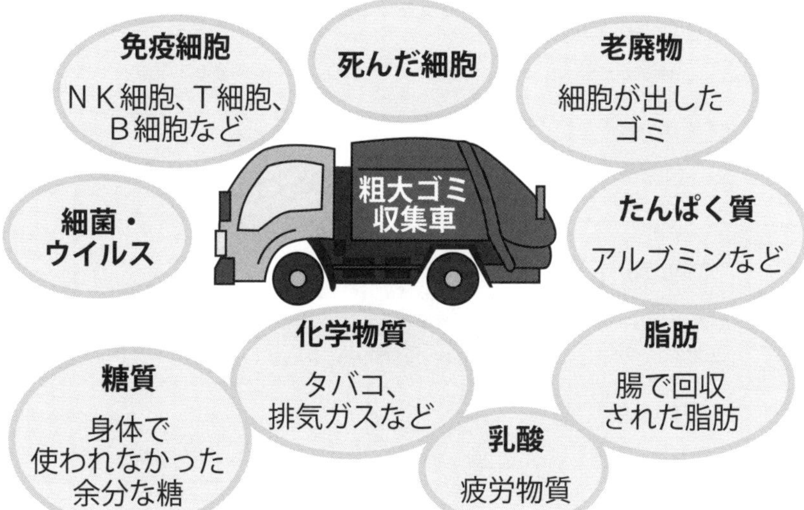

身体を守る免疫細胞たちの連携プレー

「リンパが運ぶものはゴミだけではない」とお話ししましたが、健康に大きく関わる免疫細胞を運ぶこともリンパの大きな仕事です。
「リンパを流して免疫アップ」というキャッチコピーをメディアなどで目にすることがありますが、なぜリンパを流すと免疫が上がるのでしょうか？　それは、私たちの身体を守る兵士（免疫細胞）の働き、サービスエリア（リンパ節）で行われていることを知ると、深く理解できます。

まずは兵士（免疫細胞）の仕事をみてみましょう。私もそうですが、エステティシャン、セラピストの方は、イメージで理解していくタイプの方が多いので、箇条書きにせず、免疫細胞の連携プレーがイメージしやすい形でまとめてみました。

免疫の作られる場所

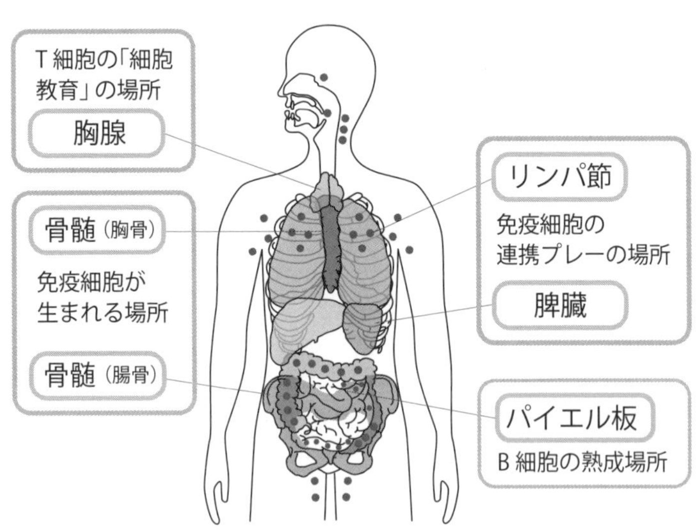

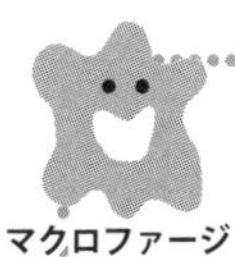

マクロファージ

樹状細胞
じゅじょうさいぼう

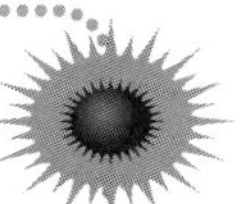

ガン細胞等を食べて、その情報をヘルパーＴ細胞に伝えるのが仕事

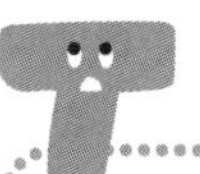

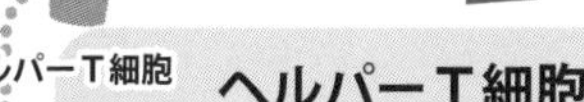

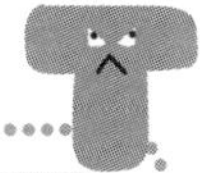

ヘルパーＴ細胞
マクロファージ、樹状細胞から入った情報を
キラーＴ細胞、Ｂ細胞に伝えるのが仕事

キラーＴ細胞
ヘルパーＴ細胞からの情報をもとに
強くなって、ガン細胞や
ウイルスと戦うのが仕事

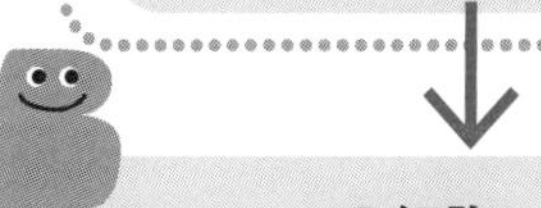

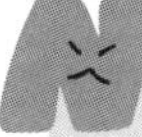

Ｂ細胞
ヘルパーＴ細胞から入った情報をもとに、
抗体をつくって戦うのが仕事

ＮＫ（ナチュラルキラー）細胞
単独でガン細胞やウイルスを
見つけ次第攻撃する殺し屋

顆粒白血球

好中球
化膿菌の殺菌が仕事

好酸球
アレルギー反応
喘息、寄生虫に働く

好塩基球
初期のガンの破壊
傷口の修復、
アレルギー反応に働く

胸腺はプヨプヨした臓器で、T細胞の教育機関。リンパ節等より一段上の高い位置で支配している。

骨の中の柔らかい骨髄腔の中に骨髄がつまっていて、そこでほぼすべての免疫細胞が作られている。骨の中の毛細血管を通って全身に運ばれる。

パイエル板は小腸（空腸・回腸）にある免疫機関。詳しくは49ページ。

リンパ節ではすごいことが起こっている！

リンパはゴールである静脈角に向かう間に、何度も道の駅・サービスエリア（リンパ節）に立ち寄ります。

道の駅・サービスエリアでは、「フィルター、食事、学習、引率」など、さまざまなことが行われています。「フィルター」はイメージできる方も多いかもしれませんが、「引率」はイメージができないかもしれません。

でも、この「引率」が私たちの免疫に大きく関わっています。それでは、リンパ節の世界をみていきましょう。

【フィルター】リンパ節の役割は、血液の中に混ざって身体中を巡ってほしくない、ガン細胞、病原菌、抗原、細胞の死骸などを食い止める役割があります。

【食事】フィルターにかかった、ガン細胞、病原菌、抗原、細胞の死骸などをマクロファージが食べて処理してくれます。そして、その情報をヘルパーT細胞に伝えて免疫細胞の連携プレーをサポートしています。

【休憩】T細胞、B細胞、NK細胞などの免疫細胞は、低酸素状態が大好きです。リンパ節の中は低酸素状態なので、免疫細胞にとって居心地のいい場所なのです。いざというときのために、免疫細胞はリンパ節で休憩しています。

【引率】アルブミンというたんぱく質が、免疫細胞の引率係です。リンパ節に到着したアルブミンは、自身の持っている吸着性を生かして、免疫細胞を引き連れてパトロールに連れ出してくれます。リンパ液の流れを活性させると、リンパ節内のアルブミン量が増加します。そうすると、引率係が増えるので、より多くの免疫細胞をパトロールに連れ出してくれるのです。よって、免疫UPにつながるというわけです。

【学習】先にお話ししましたが、免疫細胞の連携プレーがリンパ節で行われ、それぞれが与えられた情報を基に学習し、役割を果たします。樹状細胞は皮膚組織、鼻腔、肺、胃、腸管に存在し、抗原の情報を入手するとリンパ節や脾臓に移動し、免疫細胞の連携プレーに参加します。マクロファージと樹状細胞は、得た情報をヘルパーT細胞に伝え、ヘルパーT細胞は、その情報をキラーT細胞とB細胞に伝えます。得た情報をもとに、キラーT細胞は活性化し、B細胞は抗体を作ります。

リンパ節で行われていること

フィルター
血液に混ざってほしくない、ガン細胞、病原菌、アレルギー反応を起こす抗原等をフィルターで食い止める。

休憩
T細胞、B細胞、NK細胞が休憩。いざというときに備えて待機。

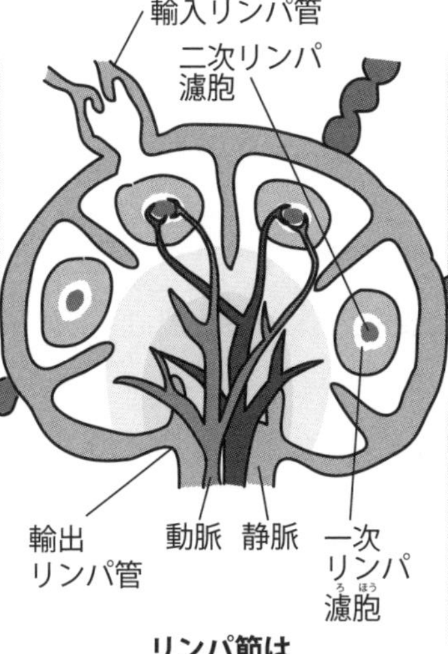

リンパ節は免疫細胞が好きな低酸素状態

食事
フィルターにかかった細胞の死骸や病原菌などを、マクロファージが食べる。

引率
免疫細胞の引率係のアルブミン(44ページ)がリンパ節で待機している免疫細胞を引き連れて身体をパトロールする。

学習

マクロファージ
樹状細胞 → ヘルパーT細胞 → キラーT細胞

情報をもとにキラーT細胞を活性

ウイルスなど異物を食べ尽くした情報をヘルパーT細胞に伝える。

→ B細胞
情報をもとにB細胞が抗体を作る

働きもののアルブミン

アルブミンは肝臓で作られているたんぱく質で、免疫やむくみに大きく関係しています。アルブミンには、吸着力があって、免疫細胞や老廃物を引き連れて引率し、運んでくれる働きものです。

リンパ節のアルブミン量が増えるということは、免疫細胞の引率係が増えるということなので、身体をパトロールする免疫細胞を増やすことにつながります。

リンパの流れを活性化することは、リンパ節のアルブミン量を上げることになります。だから、リンパを流すことで免疫が上がるのです。

アルブミンは免疫細胞だけでなく、ホルモンやビタミン、カルシウムなど、細胞にとって必要な栄養も引き連れて組織液に出て、細胞に届けています。

そして、細胞から組織液に出された老廃物・疲労物質を引き連れて毛細血管内、毛細リンパ管内に流入しています。

アルブミンの働き

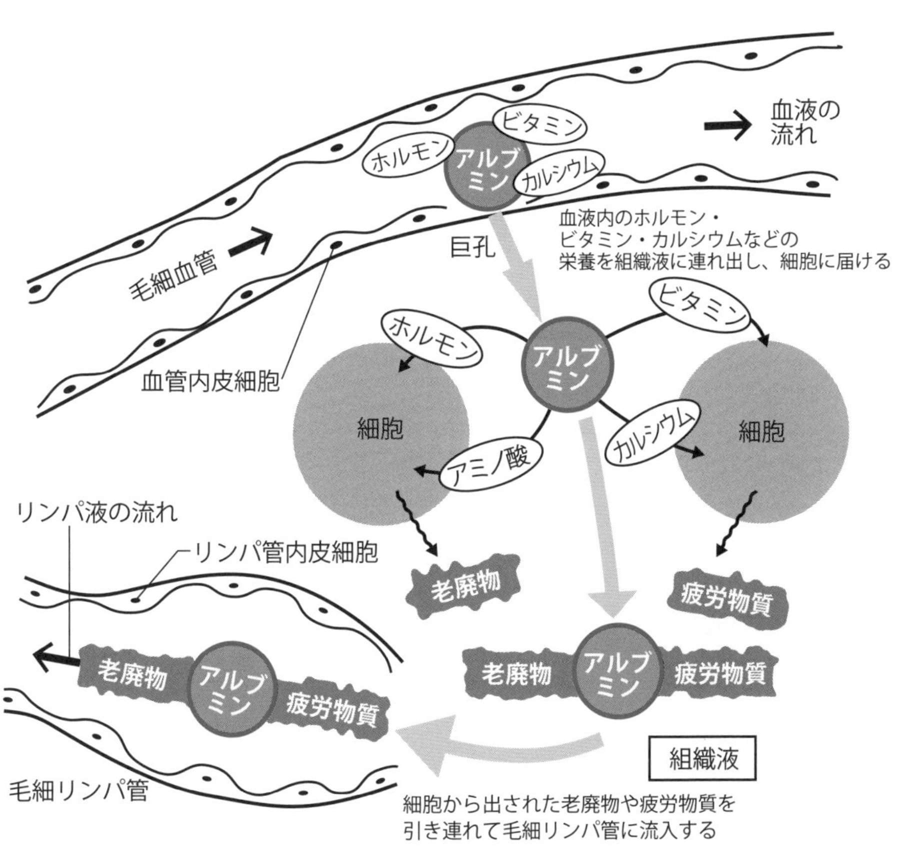
血液の
流れ
ビタミン
ホルモン
アルブミン
カルシウム
毛細血管
巨孔
血液内のホルモン・
ビタミン・カルシウムなどの
栄養を組織液に連れ出し、細胞に届ける
血管内皮細胞
ホルモン
ビタミン
アルブミン
細胞
アミノ酸
カルシウム
細胞
リンパ液の流れ
リンパ管内皮細胞
老廃物
疲労物質
老廃物
アルブミン
疲労物質
老廃物
アルブミン
疲労物質
組織液
毛細リンパ管
細胞から出された老廃物や疲労物質を
引き連れて毛細リンパ管に流入する

リンパ節の豆知識まとめ

リンパ節で行われていることを見てきましたが、免疫細胞の待機所となっているリンパ節は免疫細胞にとってとても居心地のいい場所です。そのほかの特徴をご紹介します。

リンパ節の特徴

- 免疫細胞の連携プレーの舞台である。
- リンパ節の入り口は複数なのに、出口は一つ。
- リンパ節はたいてい脂肪組織の中に埋没している。
- 0.2㎜～3㎝ほどの大きさ（諸説ある）。
- 太い血管の周囲、腋窩、鼠径部、腸間膜、頸部等に多い。
- その数は600個とも、800個ともいわれ、諸説いろいろである。
- リンパ節の輸出リンパ管と輸入リンパ管の太さは、ほとんど変わりない。

「血液が流れるリンパ節」がある

脾臓(ひぞう)は、「血液の流れるリンパ節」にたとえるとイメージしやすいと思います。リンパ節と同様に、マクロファージ、樹状細胞、ヘルパーT細胞、キラーT細胞、B細胞などの連携プレーが行われているのです。また、古くなった赤血球を壊したり、新しい血液を溜めておいたりする働きもします。

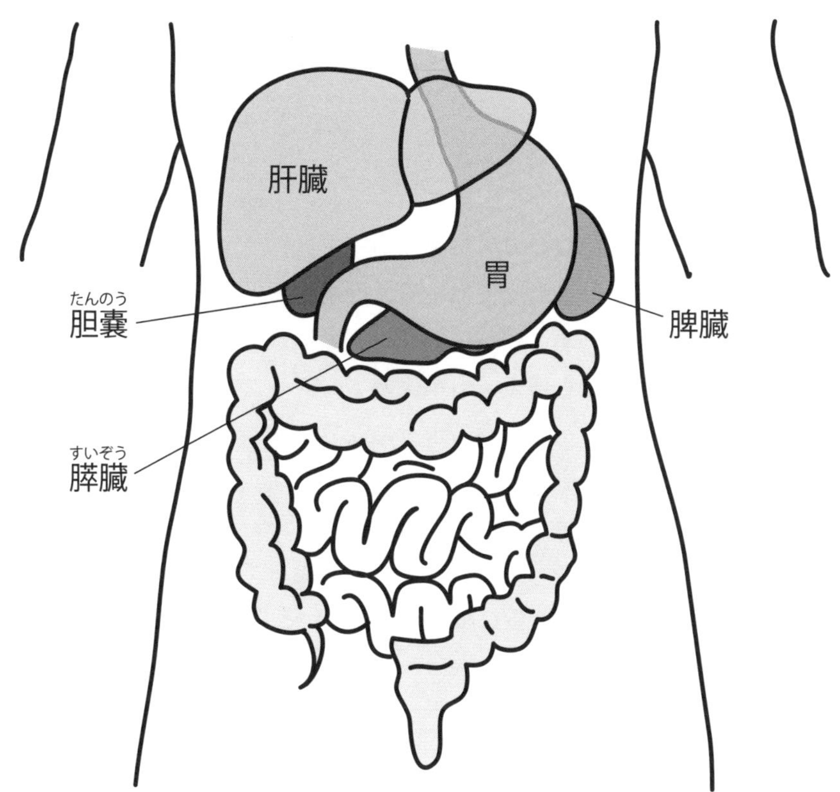

主役は腸コアリンパ、脇役は？

私たちの体内にある免疫細胞の60～70％が、小腸の下部の回腸にあるパイエル板と腸間膜のリンパ節にいます。私はこれを「腸コアリンパ」と呼んでいます。

腸コアリンパにいる免疫細胞たちが、私たちの身体を守る兵士です。腸コアリンパの血液とリンパ液の流れをよくして、免疫細胞が活躍しやすい環境を作ることが、免疫力を上げる秘訣です。

腸コアリンパが免疫細胞を活性化させる主役。脇役は、なんと膝窩リンパ節（ひざ裏）と鼠径リンパ節（足のつけ根）で、いざというときのために待機している免疫細胞です。膝窩リンパ節と鼠径リンパ節を開放し、ふくらはぎ、太ももから腹部までのリンパの通り道を作ります。すると、足のところで待機している免疫細胞を鼠径リンパ節に送り届けることができ、鼠径リンパ節で待機する免疫細胞を増やすことができます。また、リンパ液の流れがよければ、リンパ節に到達するアルブミン量を増加します。免疫細胞も増え、引率係のアルブミンが増えれば、より多くの免役細胞がパトロールできるようになります。これが、免疫の主役である腸コアリンパの補助となるのです。

もしあなたがエステティシャンやセラピストで、あなたが施術する足のリンパドレナージュが、免疫の主役である腸コアリンパを補助し、免疫を上げる手助けをしているなんて、うれしいと思いませんか？

サロンのお客様にトリートメントコースをご案内するときのトークに、深みが増すこと間違いなしです！

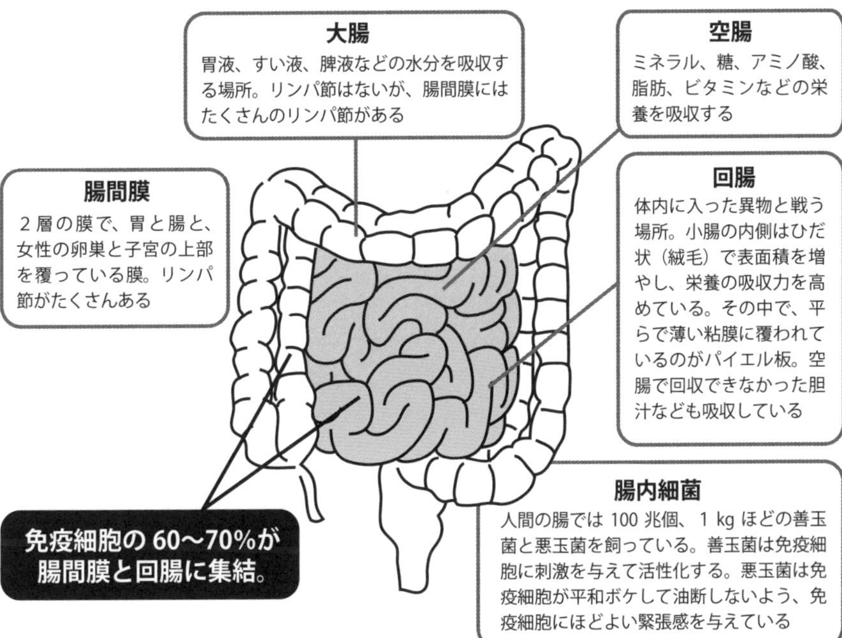

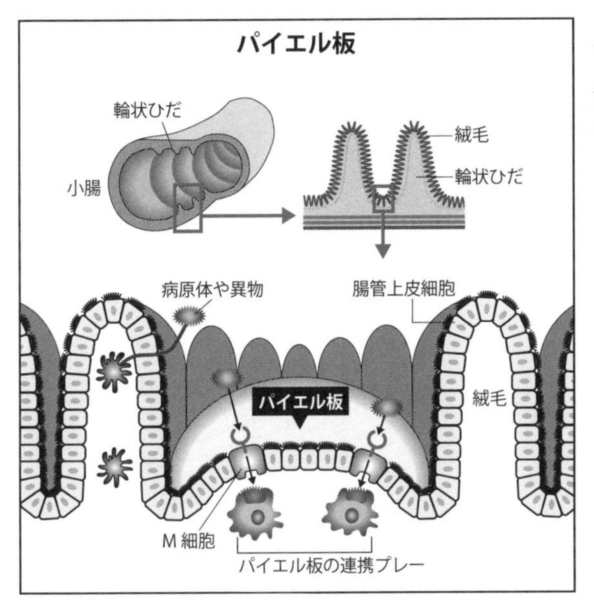

パイエル板の連携プレー

血液中の免疫細胞を集めるアンテナが立ち、リンパ節と同じ働きをしている。

M細胞
ウイルスを
アンテナでキャッチする

↓

マクロファージ・樹状細胞
情報を伝える

↓

ヘルパーT細胞
情報を伝える

↙ ↘

キラーT細胞
活性化

B細胞
抗体をつくる

腸のむくみが
リンパの流れを邪魔していた

腸のむくみの話をすると「腸がむくむのですか？」と聞かれることが多いです。腸がむくむこと、そして腸のむくみがリンパの流れに与える悪影響についてあまり知られていないようです。

大量の水分を回収する大腸は、小腸より水が溜まりやすい特徴があります。そのため多くの水分を回収するべくリンパ管が発達していて、腸間膜にはリンパ節がいくつもあります。大腸のリンパの流れが悪いと、大腸のまわりに余分な水分が溜まって、腸がむくんでしまいます。

腸がむくむと、腸のぜん動運動の妨げになります。腸のぜん動運動は、腹部のリンパ液を乳び槽に押し上げる役割もあるので、腸のむくみは便秘だけでなく、腹部のリンパの流れの妨げにもなってしまうのです。

「腸がむくんでいる」という自覚は持ちにくいのですが、腹部のリンパの流れを活性化し、大腸のむくみケアにも注目する必要があるのです。

腸は、身体のエネルギーを生み出すミトコンドリアの多い場所です。

ミトコンドリアは、37℃近い温度で働きが活性化され、消化や免疫反応をサポートしています。腸のある腹部を冷やさないよう血行促進させることは、ミトコンドリアの活性化につながります。

いつまでも若々しく健康でいるために、腸コアリンパの活性をしていきたいですね。

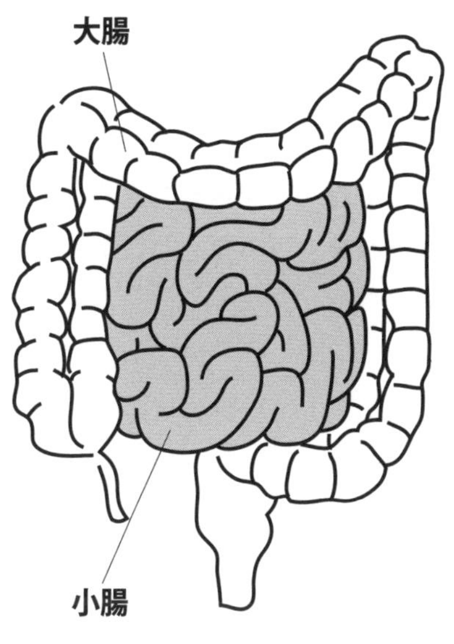

大腸は、胃液、
脾液、すい液など、
１日に十数ℓもの水分を
吸収している。

小腸は栄養の吸収、
大腸は水分の吸収。

大腸は大量の水分を吸収するので、水分を回収する大腸のリンパ管は発達している

腸のリンパの流れが悪いと、回収しきれなかった水分が腸のまわりに留まって腸がむくむ

腸のむくみは、腸のぜん動運動の妨げになる

腸のぜん動運動がむくみに邪魔されると便秘になる

腸のぜん動運動は、腹部のリンパ液を乳び槽に押し上げる役割もある。腸のむくみは腹部リンパの流れに大きく関わる

[コツドレ] の特徴

ここまで腸コアリンパの活性、腸のむくみケアが重要であることをお伝えしてきました。私たちの健康、免疫力を上げるためには、腹部のリンパと血液の流れの活性は必要不可欠です。

ここでご紹介する［コツドレ］は、「腹部リンパ節のアルブミン量を増やして、腸コアリンパを補助する免疫アップケア」「腸のむくみ・血行促進ケア」「下半身のむくみケア」をサポートします。

そのような特徴から、(腹部にアプローチする) 骨盤ドレナージュを［コツドレ］と名づけました。［コツドレ］は、股関節の動きに関わる臀部と太ももの筋肉の緊張も、ゆるめ、整えるので、高齢者の歩行ケアにも貢献しています。

私が開発したリンパの道を作るドレナージュは、筋肉層にあるリンパ管、深層リンパの通り道を作ることにフォーカスしているため、身体の要である腹部のリンパドレナージュが可能となりました。

このメソッドは着衣のまま行うことが可能です。力加減などに微妙なコツがあるので、ここでは主に筋肉層のリンパに働きかけるしくみ（解剖生理）をお伝えしました。これらのことから、腹部（骨盤）に働きかけるリンパドレナージュの有効性についてご理解いただけるかと思います。

[コツドレ] のまとめ

[コツドレ]のメリットには、次のようなものがあります。

・深い呼吸をサポート（呼吸ポンプ力アップ）
・腸コアリンパ、内臓リンパ活性化（腸管免疫力アップ、未病ケア）
・腹部リンパの通り道づくり（足で待機しているアルブミンを動員して免疫力アップの補助）
・むくみ太り解消、冷え性ケア（腹部リンパが通ることによる）
・高齢者の歩行サポート（いつまでも歩ける身体づくりサポート。歩ける身体で心もケアし、健康寿命を延ばす）
・更年期、ＰＭＳケア（閉経後の骨盤の動きをサポート。生理時の骨盤の動きをサポート）
・ED ケア（腹部の血行促進による）
・着衣のまま受けられる
・床でも施術が可能

リンパ浮腫の治療の現場では、浅層リンパに着眼しているので、鼠径部から上部は、本人の呼吸や運動でリンパの流れを活性化させるしか方法はない、とされています。

しかし、[コツドレ]は、深層リンパに着眼し、腹部のリンパの通り道を作って、腹部のリンパ液を乳び槽へと押し上げるサポートが可能となります。また、鼠径リンパ節にさまざまな角度からアプローチして鼠径リンパ節を開放しているので、下半身のリンパの流れの活性にもつながります。

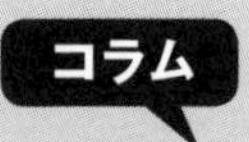

【コツドレ】開発秘話

サロンの差別化、イベント出店を機に考案したのが [コツドレ] です。フットマッサージやヘッドマッサージは、受けられるところが多い施術なので、差別化しづらいと考えた私は、10 分で効果が出やすいオリジナルの施術を作ろうと思いました。そう思った際「骨盤の中」というキーワードが私の頭の中に浮かびました。

私は骨盤の中や骨盤周辺の施術をいくつも取り入れていたので、それらを組み合わせて大まかな形を作りました。そこからが試行錯誤の繰り返しです。

どの筋肉にフォーカスするのか、そして角度、圧、呼吸、運動など、一つ一つを確認しながら、どの状態で施術をするのが、むくみを流すことにつなげていけるのかについて、マニアックに向き合ってきました。

そして今の [コツドレ] のスタイルが確立されたのです。

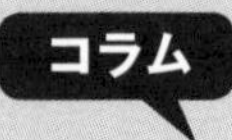

【コツドレ】導入事例

エステティシャン　T様

リンパの流れをもっとよくするトリートメントを探し、ネーミングに魅かれて、骨盤ドレナージュの体験会で体験して習うことを決めました。

エステとは全く違うアプローチなので、私にできるのかな？と少し不安もありましたが、フェイシャルコースにもボディコースにも骨盤ドレナージュを導入しました。ハードにボディトリートメントしていたときより、身体は楽なのにむくみを流すことができて、お客様に喜んでいただけるし、私の身体を守ることもできています。

第三章

セルライトをあきらめないで！

セルライト排泄のメカニズム

セルライトとは、毛細リンパ管や静脈で回収されるべき老廃物が、さまざまな要因（身体の使い方の癖、仕事特有の姿勢や悪い姿勢、運動不足、毛細血管、毛細リンパ管の障害など）によって組織液に留まることで、老廃物がゼリー状になり、脂肪細胞の間に溜まり、脂肪細胞にからみついた状態をいいます。

初期のセルライトは「いくら」、見た目でボコボコわかるほど進んでしまったセルライトは「すじこ」をイメージするとわかりやすいでしょう。

女性なら誰でも気になるセルライト。よいイメージを持つ人はいませんね。「セルライトはできたらあきらめるしかない」「セルライトはエステに通わないとなくせない」……。

そう思っていませんか？　そして、手で行うセルライトのセルフケアマッサージは、疲れるから続けられなくて、セルライトをあきらめた方もいるかもしれません。

でも、あきらめないでください。セルライトは、セルフケアで排泄に導くことが可能です。

セルライトができるメカニズムと、セルライトを排泄に導くプロセスを知ると、セルライトがなぜ消えるのかが納得できます。リンパの次はセルライトを掘り下げてイメージを作っていきましょう。

脂肪は、線維芽細胞が作るコラーゲン繊維によって支えられています。

この線維芽細胞の栄養状態と、線維芽細胞が作るコラーゲン繊維の質が、セルライトに大きく関わってきます。

脂肪細胞に老廃物がからみつくと……

肥大化した脂肪細胞（セルライト）に、血管・リンパ管が圧迫され、栄養や老廃物などの移動を妨げる

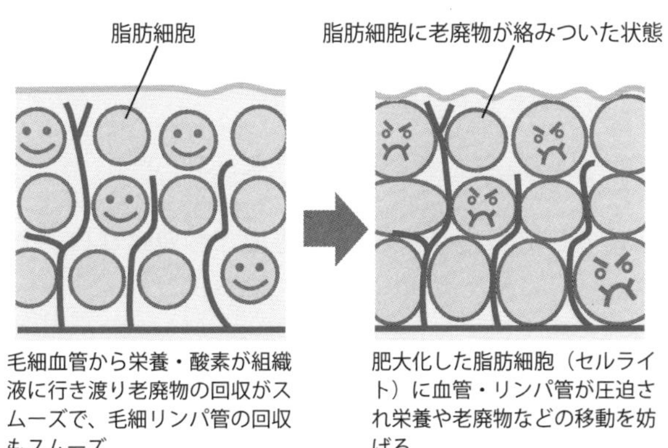

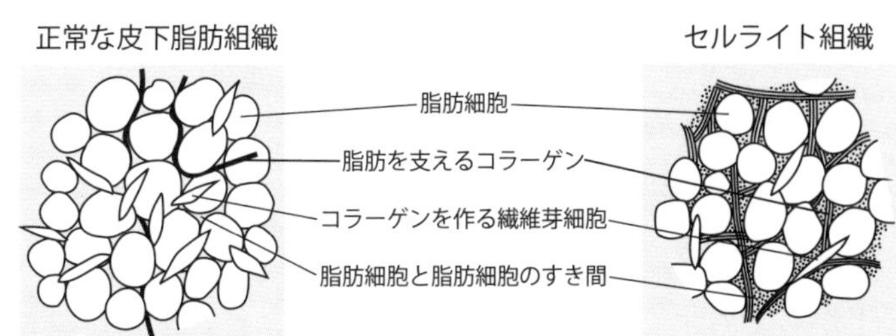

正常な脂肪細胞		セルライトができる脂肪細胞
脂肪細胞と脂肪細胞の間にすき間があるから、栄養が行き渡り、老廃物の回収もスムーズで、むくみ知らずのいい状態	すき間	脂肪細胞と脂肪細胞の間にすき間がないため、栄養が行き渡らず、老廃物の回収もスムーズにいかない老廃物がゼリー状に固まり、さらにすき間を埋めてしまう
線維芽細胞が栄養をしっかり受け取れて、柔らかく、細いコラーゲンを作れる	線維芽細胞	栄養を受け取れない線維芽細胞は、かたくて太い縄のようなコラーゲン繊維を作るようになる
必要なときにエネルギーを放出できる	脂肪細胞	かたくて太い縄のようなコラーゲン繊維によって、がんじがらめにされた脂肪細胞は、必要なときにエネルギーを放出できない

抜け出しにくい
「負のセルライト・スパイラル」

セルライトができると、脂肪細胞と脂肪細胞の間にすき間がなくなって、またセルライトができる……という、負のスパイラルから抜け出しにくくなってしまいます。

食べる量を減らしても痩せない。運動しても痩せない。だからセルライトをあきらめるしかないと思っしまうのです。

悪循環を生み出す負のスパイラルのメカニズムを知れば、対処法が見つかります。では、どうしたら負のスパイラルから脱出できるかを見ていきましょう。

セルライトは一度できるとゼリー状に固まり、お隣同士くっつき合って、すじこのように 肥大化していく傾向があります。しかし、できたてのセルライトは、すぐに排泄できるのです。

皮膚の上からでもよくわかります。いくらのようにポコポコしていたセルライトが、ほんの数分でなくなるのですから。

セルライトは放置していると負のスパイラルから抜け出すのに時間がかかります。なるべく早くケアしてほしいのですが、そもそもセルライトをあきらめている方が多いのが残念です。

私は声を大にしていいたいのです！

「セルライトをあきらめないで！」と。

ここからは、「リンパの通り道を作る」「細胞の間にすき間を作る」という視点から、セルライトの撃退についてひも解いていきましょう。

リンパの流れが滞る

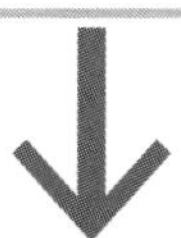

脂肪細胞と脂肪細胞の間に、行き場を失った老廃物が溜まり、ゼリー状に固まる

繊維芽細胞に栄養が行き渡らず、かたくて太い縄のようなコラーゲン繊維を作るようになる

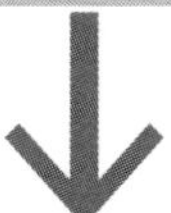

かたくて太い縄のようなコラーゲン繊維が、脂肪細胞をがんじがらめにする

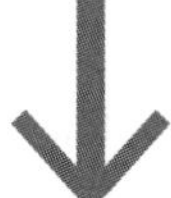

さらにリンパが滞る

セルライト脱出３カ条

私が思うのは、ボディケアの施術を仕事にする方は、ご自身が知らず知らずのうちに、むくみ太りに陥っているということです。これは、前かがみの状態で長時間施術をすることで、セラピスト自身の身体が猫背状態になり、二の腕や背中、腹部にむくみ・セルライトを作る大きな原因となっているからです。

下半身でいうと、立ち仕事ということと、左右非対称に踏ん張ることが多いことから、臀部や足に負荷がかかり、筋肉の緊張によって血流の悪化、そしてセルライトを作る原因になるのです。

そこでおすすめするのが、ミラクル・スパイラルが起こる、セルライト脱出３カ条です。以下のように皮下脂肪組織と筋肉の環境を整えます。この３カ条をセルフケアで実現させます。

３カ条　※ 1.2.3 をキープし続けることが必要！

1. セルライトをほぐす

脂肪細胞と脂肪細胞との間にすき間を作ると、繊維芽細胞に栄養が届いて細いコラーゲン線維を作れる。老廃物をバラバラにして、毛細リンパ管で回収しやすくする。

2. かたい筋肉をほぐす

筋肉をほぐし、深層リンパ管の通り道を作ることが必要（１回では解消しない）。

3. リンパの通り道をゴールの静脈角まで作る

ゴールまでの道を作れば、リンパが流れて老廃物が回収され、セルライトが消える。

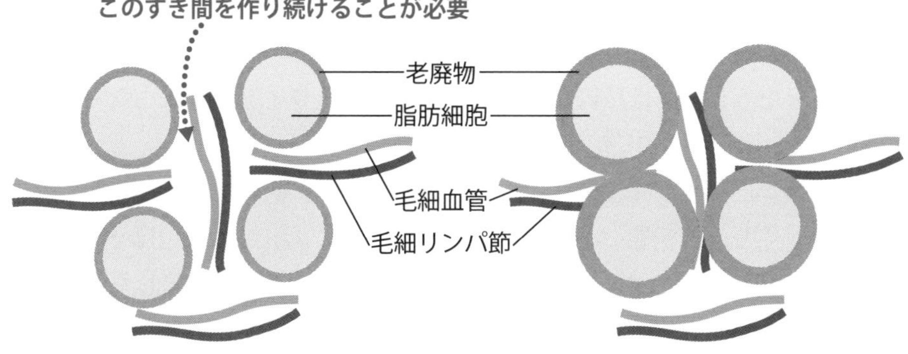

知らないうちにセルライトを溜め続けている？

私はリラックスのために、岩盤浴によく行きます。

仕事柄、入浴中は他の人のボディウォッチングをしてしまう癖があり、いろいろな気づきがあります。

その一つに、「下着とお腹のセルライト」があります。

お腹のリンパは鼠径リンパ節を経由して流れていきます。しかし、下着によって締めつけられていると鼠径リンパ節までの道がふさがり、下着のウエストのゴムの上部に老廃物が溜まってしまいます。そのせいで、セルライトによるポッコリお腹を作っているパターンの女性がとても多いのです。

24時間ずっと、ほぼ同じ位置を圧迫され、リンパの流れをせき止められたら、お腹に老廃物が溜まり、セルライト化するのは当然です。

今からでも遅くありません！　下着の形を見直しましょう。ハイウエストタイプがおすすめです。すでにそんなお腹になっているという方も大丈夫。前ページの３カ条で撃退できます。

私自身が変わった！

何を隠そう、以前は私自身が施術者特有のセルライトの宝庫になっていました。

ドカ食いをしていないのにどんどんセルライトができて、むくむく太っていくという状態……。鏡を見るのが本当にストレスで、目をそらしていた時期もありましたが、これではいけないと一念発起しました。リンパの通り道を作るという発想で施術をしているのだから、全身のリンパの通り道を作れば、負のスパイラルから抜け出せるはず、と考えたのです。

それを、自分の身体で証明しようと決めました。自分の身体にさまざまな角度からアプローチし、手を使わずにケアすることにこだわり、自分の行っている施術をセルフケアで実現するセルライトエクササイズ、[セルエク]を開発しました。

約1か月ごとに現れる自分の身体の変化にワクワクしながら[セルエク]を続けること、約8か月。洋服のサイズダウン（Lサイズ→SMサイズ）だけでなく、靴までサイズダウン（24㎝→23.5㎝）しました。

そして疲れにくくなり、腰痛、肩こりが楽になり、首、二の腕、太もものセルライトがなくなり、さらに、足先がジンジンするという違和感もなくなりました。

筋肉をゆるめ、整えることは、リンパの通り道を作るだけでなく、身体のバランスも整えることにつながって、慢性の腰痛、肩こり、猫背のケアにもつながるのです。

自分に甘くて、筋肉トレーニングは続けられないタイプの私ですが、[セルエク]は痛気持ちよくできるケアなので続けられたのだと思います。

眠る前に[セルエク]を30～60分行うのが私のルーティン。一日の身体のこわばりをほどいて、セルライトの原因となるむくみを溜め込まない身体をキープすることは、慢性の腰痛や肩こりケア、猫背ケアにもつながります。

そして血流がよくなって、寝つきが早くなりました。[セルエク]を生み出してよかったと、日々実感しています。

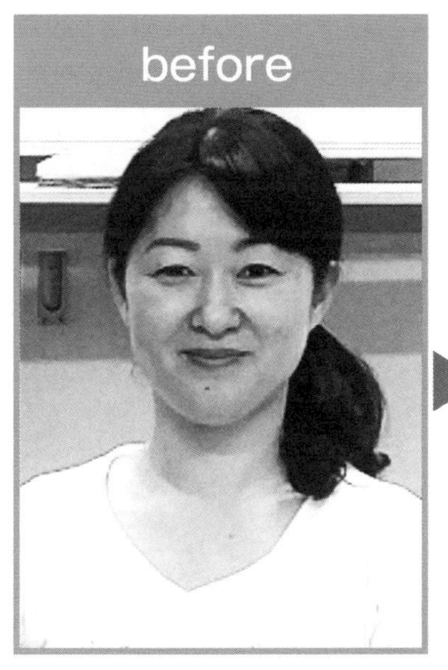

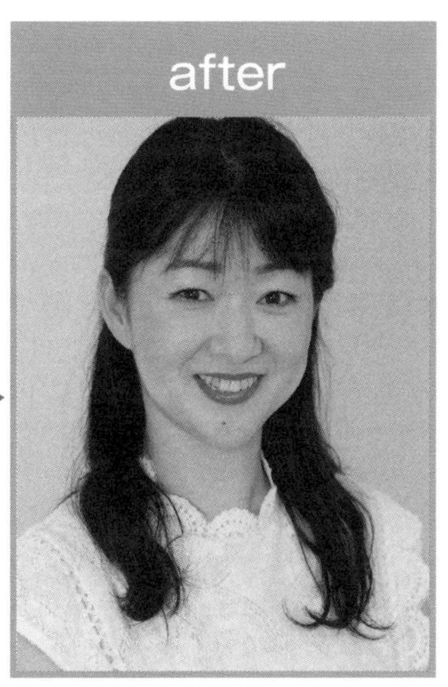

［セルエク］と
サロントリートメントを融合させる

お客様ご自身で行う [セルエク] を教えてしまったら、サロンに通っていただけなくなるのでないか……。そう思う方もいるかもしれません。

しかし私の答えは「NO」です。なぜなら、お客様が痩身目的でサロンに通われていたとします。サロンに通い続けても効果が出なかったら、お客様は離れていき、戻ってくることはないはず。逆に、ある程度結果が出てサロン通いを卒業されても、気になることができれば、またサロンに戻ってきてくれます。それは信頼関係が生まれるからです。

私は [セルエク] をセルライトケアで月に一度サロンに通ってくださるお客様にお教えして、ホームケアとして取り入れていただきました。

具体的には、次のようにサロントリートメントとの融合を図りました。

サロンご来店時に、全身のリンパの大掃除（トリートメント）
＋
お客様に [セルエク] の必要な個所をアドバイス

＋

次のサロンご来店時に、全身のリンパの大掃除（トリートメント）
＋
肉質の変化をみて [セルエク] がしっかり効率よくできているかチェック

次のサロン予約までの課題を出す

[セルエク] のまとめ

そのほか、[セルエク] のメリットは、次のようなものがあります。

・背中、二の腕、足、お腹、ヒップのセルライトケアが可能になる。

・全身のリンパの通り道を作る。かたい筋肉とセルライトを同時にほぐせる。

・リンパ節の開放。鼠径リンパ節、腋窩リンパ節、膝窩リンパ節などを圧迫から開放。

・そのほか、血行促進、リラックス、呼吸ケア、未病ケア、腸もみ、猫背矯正、骨盤矯正　など

サロントリートメントと [セルエク] を融合させるのには、次のことが必要になります。

① お客様の肉質、セルライトの質や量の変化に気づける目を持つこと。

② [セルエク] が必要な箇所をアドバイスできること。

③お客様のモチベーションをアップさせる。お客様の性格を見極める。

1カ月 [セルエク] を頑張ったか、サボったかは、肉質やセルライトの状態をみれば、すぐにわかります。しかしこれは、お客様自身で気づくことが難しいのです。

お客様はしっかりケアしているつもりでも、実は全く効いていなかった……、必要な箇所を飛ばしている、ということが多々あります。お客様に [セルエク] の必要な箇所を何度も伝えることが必要なのです。

ピラティス、ヨガ、パーソナルトレーニングなどと [セルエク] の組み合わせでも同じです。レッスンの際に、肉質を見極めて、同様にアドバイスすることが必要です。

私は、[セルエク]をセラピストの方に知っていただきたいと思います。それは、お客様との信頼関係構築のためだけではありません。

セラピスト自身も、しっかりと身体ケアしてほしいからです。

施術を続けてセラピストの筋肉がかたくなり、リンパの通り道を塞いでしまうことがあります。セラピストがむくみ太りの負のスパイラルに陥ってしまうケースも少なくありません。私のように……。

お客様の身体をケアするには、セラピスト自身がしっかりとケアされたいい状態でないと続けていけないと考えています。

[セルエク]を活かしたメニューの作り方

◎痩身結果を早く出す

サロントリートメント時に、肉質のチェックと的確なアドバイスをすることで、お客様との信頼関係を構築

◎エクササイズとの融合

ピラティス、ヨガ、パーソナルトレーニング等にセルライトケアを加えることで他者との差別化、ボディメイク強化

◎セラピストの身体ケア

施術で酷使している身体をケアし、末永くセラピストとして活躍できるように自身の身体をメンテナンス

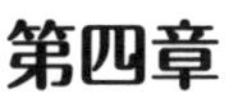

第四章

美肌作りは毛細血管とリンパから

美肌に直接働くケアとは？

年齢とともに肌の質感や顔の劣化など、女性は顔にまつわる悩みが増えていくものです。高価な化粧品にすがる思いで試してみても、キャッチコピーほど効果を実感できない……。

そんな経験をしたことのある方も多いのではないでしょうか。化粧品が肌質に合わないという場合もあるかもしれませんが、肌そのものがよい活動ができていないのかもしれません。

というのも、肌の状態は、肌の真皮層の上部（乳頭層）のリンパと血液の流れによって支えられているからです。

真皮層（乳頭層）に毛細血管から栄養が届けられ、毛細血管で老廃物が回収される。そして毛細リンパ管でも老廃物が回収される。

この働きがスムーズだと、表皮のターンオーバーが整います。ターンオーバーが整うと、肌のくすみ、ごわつき、乾燥などのトラブルが改善されていきます。

肌が本来持っている美しさを引き出すためには、真皮層のリンパと血液の流れを活性化させることが重要です。これらが悪い状態であれば、高価な化粧品を使っても効果を感じにくいのはイメージできますね。

まずは、リンパと血液の流れを活性化させ、真皮層の環境を整えることが最優先であると、私は考えています。真皮層の環境を整えて美肌を引き出す極意は、「顔筋の深層リンパの通り道を作る」 ＋ 「静脈角までのリンパの通り道を作る」。

顔の深層リンパの通り道を作って、真皮層での栄養供給と老廃物の回収がスムーズに行われる環境を作ることで、肌質は整ってきます。

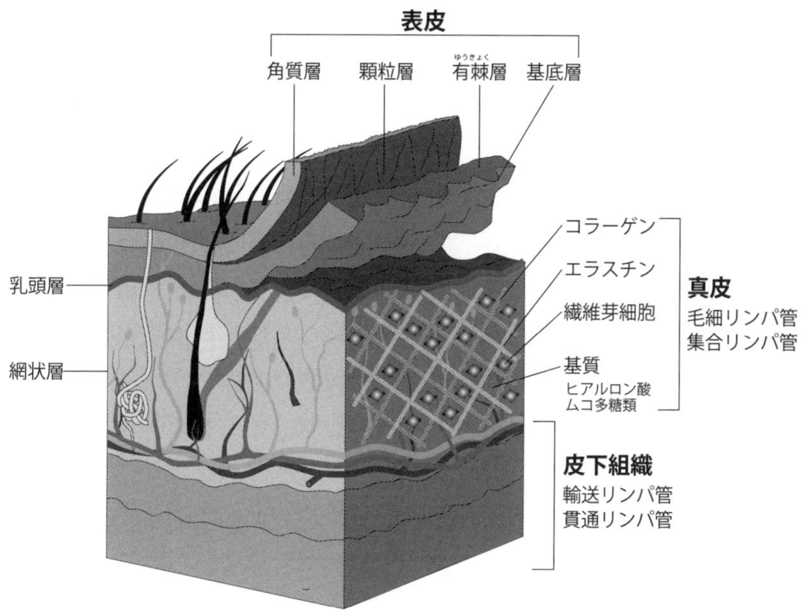

表　　皮	リンパ管なし	角質層は食品ラップくらいの厚さ 0.02 ㎜ほどです。 表皮全体の厚さは 0.2mm ほどで、上から、角質層、顆粒層、有棘層、基底層の 4 層からなっています。基底層で生まれた細胞が形を変えながら角質層に押し上げられて、ばい菌などの外的刺激や乾燥から肌を守る働きをしています。
真　　皮	毛細リンパ管 集合リンパ管	真皮層は厚さ 1〜4 ㎜ほどです。 コラーゲン、エラスチンでネットが作られていて、ネットの間を水分を含んだ基質（ヒアルロン酸、ムコ多糖類）が埋めて、真皮層の厚みを作っています。このコラーゲン、エラスチンのネットに、毛細リンパ管の繋留フィラメントが巻きついていて、リンパ液の回収を行っているので、基質が減ってコラーゲン、エラスチンのネットに張りがなくなると、繋留フィラメントを引く力が弱くなって、むくみの原因となります。 真皮層には、毛細リンパ管と集合リンパ管が存在していて、皮膚の栄養補給・分泌・感覚を担っています。
皮下組織	輸送リンパ管 貫通リンパ管	皮下組織は皮下脂肪のことです。 外からの刺激を和らげるクッションの役割があって、骨や筋肉を守っています。また、断熱・保温・エネルギーを蓄える働きをしています。

顔のたるみ・むくみの原因は？

脱毛症の方の育毛ケアをしていたとき、頭皮だけほぐしても、たくさんある顔筋をかたいままにしておいていいのだろうか？という疑問が生まれました。そこから、顔の筋肉をほぐしてリンパの通り道を作る［かおドレ］の開発をはじめました。

肌がたるむと頬が下がってほうれい線が目立つ、ブルドック顔、目じりが下がる、など下垂するイメージですが、ほかにも大きなトラブル「顔のむくみ」の大きな原因になるのです。
次ページのイラストを見てください。

皮膚がたるむと、コラーゲン、エラスチンのネットに張りがなくなります。そうすると、コラーゲン、エラスチンに巻きついている毛細リンパ管の繋留フィラメントにも、張りがなくなります。
繋留フィラメントに張りがなくなると、毛細リンパ管の入り口を引く力が弱くなって、組織液の回収ができにくくなるのです。よって老廃物が溜まって顔がむくむ……。

年齢とともに、肌のコラーゲン、エラスチンのネットのすき間を満たしている基質（ヒアルロン酸、ムコ多糖類)、コラーゲンの弾力が減少し、エラスチンの数が減って肌がたるんできてしまうのは仕方ないことですが、肌のハリや弾力は、お肌の状態だけでなく、むくみの原因にもなるので、顔筋をゆるめ、整えて、リンパの通り道を作ることと、保湿ケアをしっかりすることが、若々しくいるための秘訣です。

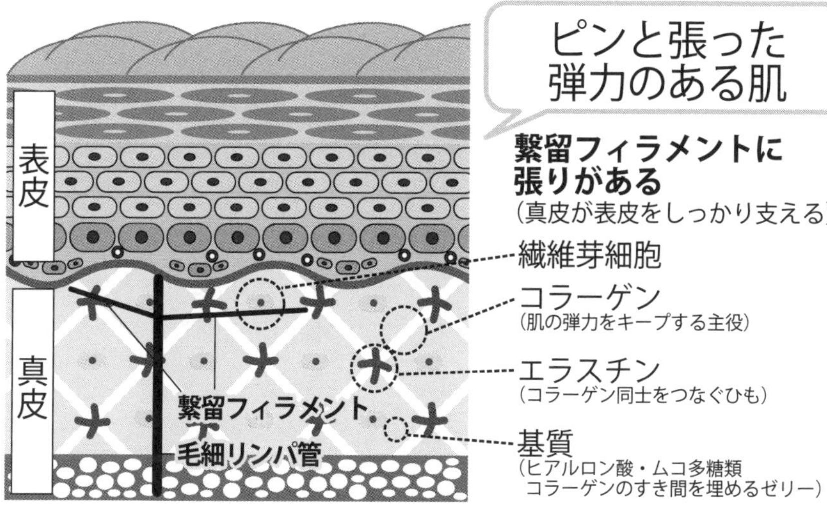

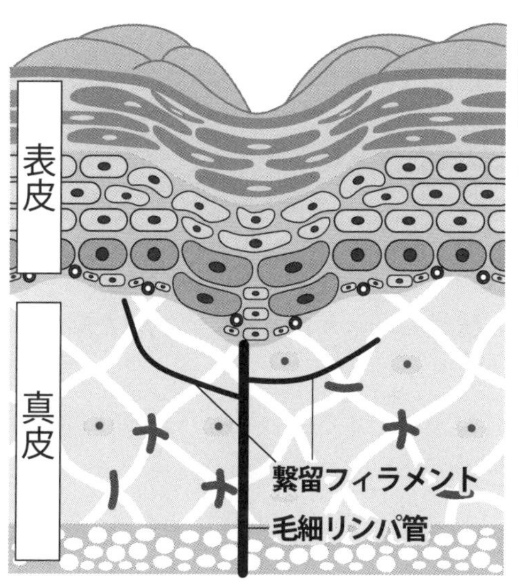

弾力が衰えた
たるみ肌

原因

繋留フィラメントに
張りがない
(年齢などによる)

繊維芽細胞が減る

コラーゲンの弾力減少

エラスチンの数が減る

その結果、真皮が弾力を失い、
表皮を支えきれなくなる

顔のむくみは「顔筋トレ」だけじゃ、ダメ！

顔のリフトアップをしようとするとき、顔筋を鍛えようと思う方が多いと思いますが、顔がむくんでいる方にとっては、逆効果になってしまうケースがあります。

顔のむくみは、顔の各パーツをぼやかして、老け顔を作りますし、老廃物が溜まっている状態なので、肌のターンオーバーにも悪影響を与えて、肌のくすみ、ごわつきなどのトラブルの原因にもなります。

顔筋は小さい筋肉がいくつもあって、私たちの表情を作っています。あまり知られていないようですが、顔筋がとてもかたくこわばっている人が多いのです。

頭皮は前頭筋、後頭筋、側頭筋など顔筋に比べて大きい筋肉で構成されています。頭部にある大きな筋肉だけほぐして、顔にいくつもある小さくかたい顔筋をそのままにしていてはいいことはない！と気がつき、顔筋にフォーカスするようになりました。

病気などが隠れていない状態で、顔がむくんでいる方の多くは、顔筋がかたく、リンパの通り道がない状態の場合があります（肌のたるみもむくみの原因となる）。

それなのに、顔筋を鍛えてさらにかたくすると、リンパの通り道をふさいでしまい、むくみを助長させる状態を作ってしまいます。

顔がむくみやすい方は、顔筋をきたえること、筋肉をほぐすこと、顔のリンパを流すこと、この三つを行っていただくのがおすすめです。

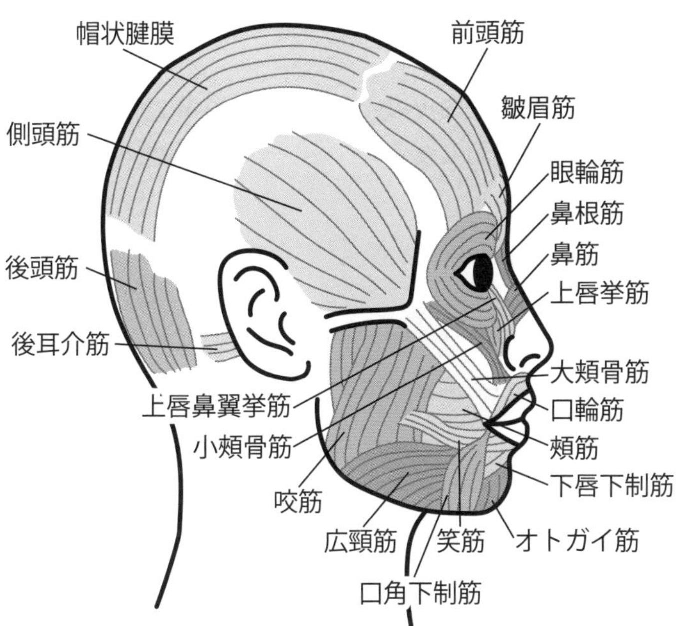

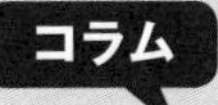

顔のたるみと顔筋のかたさ

一見、たるみ顔に見えていても、顔筋はかたくこわばっているという方を、多く見かけます。

試しに、あなたの顔筋のかたさをチェックしてみましょう。

ほほのあたりに指をあてて少し圧を加え、指を動かしてみてください。たるんとした肌の下に、かたい筋肉を感じられると、顔筋がこわばっている証拠です。まずは顔筋をゆるめることからはじめましょう。

［かおドレ］で育毛も！

育毛ケアをする場合、頭皮の血流アップを目指すために、かたい頭皮を柔らかくゆるめようとします。ヘッドスパも頭皮をほぐして血流アップしますね。

しかし、顔のかたい筋肉は見逃されていました。

猫背のケアをするときに、胸と背中両方からもアプローチするのがあたりまえなので、頭皮も同じではないかと思い、施術時に顔筋もほぐすようにしました。

そうしたら、頭皮がさらに柔らかくなり、髪の毛が増えてきたのです。

顔筋を効率よくゆるめ、整えると、頭皮がとても柔らかくなります。ストレスからの抜け毛で悩むお客様に試したところ、髪の毛が増え出し、やはりわたし自身の考え方は間違っていなかったと、とてもうれしくなりました。

盲点になっている「顔筋から育毛」に、ぜひ注目していただきたいと思います。

ここ数年、レディース育毛やウィッグのコマーシャルが増えています。女性の社会進出が進み、男性と同様に仕事のやりがいを感じる一方、ストレスを感じる女性が増えています。それが、抜け毛、薄毛につながっているといわれています。

髪は「顔の額縁」です。［かおドレ］で筋肉をゆるめ、整えてリンパの通り路を作り、血流をアップさせて抜け毛、薄毛の悩みの解消に役立てていただきたいと思います。

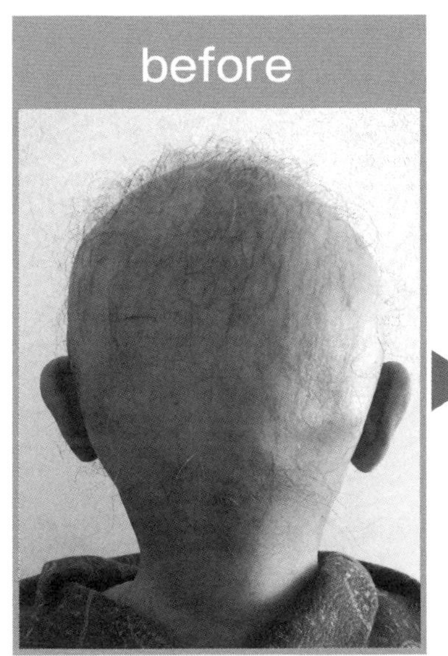

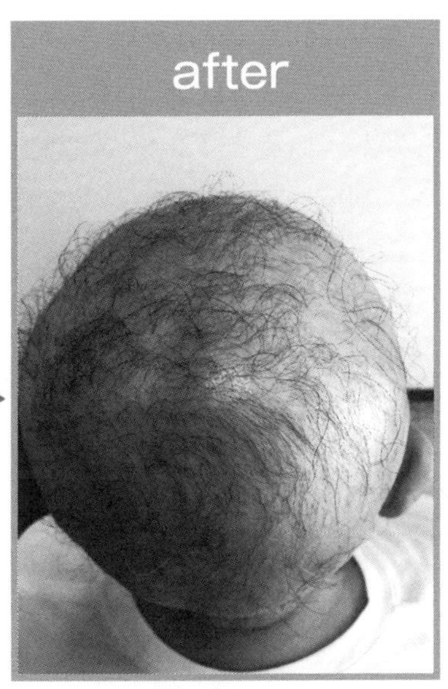

15 年も前からストレス性脱毛症でお悩みの 60 代女性。上の写真は、施術をはじめる前と［かおドレ］を加えて 8 カ月後のものです。月に 1 回の施術で全体に髪が生えてきていることが見てとれます。この方のご感想は、「今ある毛がしっかりしてきたなと実感しています。新しい毛は生まれるまではゆっくりペースなので、もっと早くこのケアをはじめておけばよかったなと思っています」。

［かおドレ］の誕生

［かおドレ］は、最初、かたドレ（肩首ドレナージュ）として誕生しました。かたドレは、座ったまま10分で猫背矯正ができるメソッドです。

しかし、血流とリンパの流れを改善し、育毛ケアを目指す目的でサロンをご利用いただいていたお客様の施術をさせていただく中で、顔筋にフォーカスして顔筋をドレナージュする必要性を痛感しました。こうして、かたドレと融合させて、より美しさを引き出すために生まれたメソッドが［かおドレ］です。

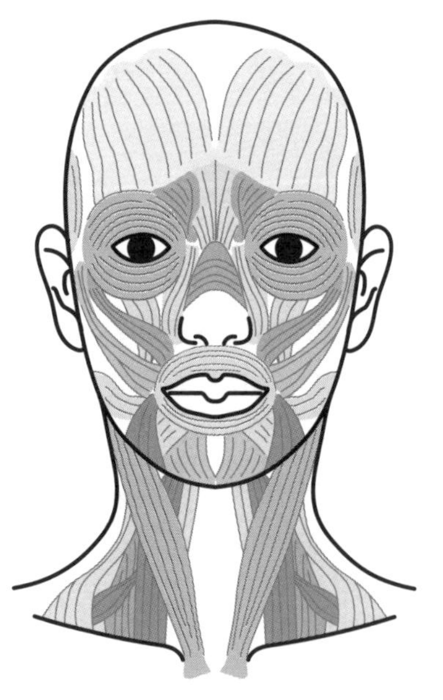

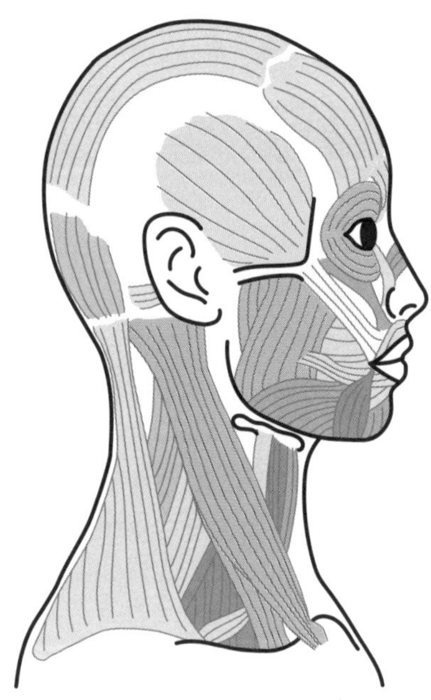

[かおドレ] のまとめ

[かおドレ] のメリットには、次のようなものがあります。

・メイクしたまま施術可能

・顔筋、首、鎖骨のリンパの通り道を作る

・座った状態、寝た状態、どちらでも施術可能

・猫背矯正の手わざを組み合わせているから、猫背矯正も同時に可能

・肌のターンオーバーにアプローチ

・むくみケアとリフトアップケアが同時に可能

・顔のくすみケア

・デコルテ、首のセルライトケア

・顔筋から育毛アプローチ

・フェイスラインのニキビケア

・二重顎、ゴルゴ線、ほうれい線ケア

[かおドレ] を活かしたメニューの作り方

◎エステとの融合

・フェイシャルエステの前に導入することでエステ効果 UP

◎整体との融合

・商材を準備することなく、美容を打ち出せる

◎ヘッドスパとの融合

・育毛ヘッドスパにバージョン UP 、小顔リフト UP ケア強化

◎セルフケア

・ご自身で気軽に顔のむくみ・リフトアップケアが可能

[かおドレ] ＋ フェイシャル エステ	①[かおドレ] で顔筋と鎖骨までのリンパの通り道を作り、深層リンパに働きかける ②フェイシャルトリートメントで、浅層リンパに働きかける	血液とリンパの流れを最大限に活性化し、本来の肌の持つ再生力アップが実現。若返りをサポート。
[かおドレ] ＋ ヘッドマッサージ (ヘッドスパ)	①[かおドレ] で顔筋と鎖骨までのリンパの通り道を作り、深層リンパに働きかける ②ヘッドマッサージで頭皮をほぐし、頭皮の血行促進	顔筋からも頭皮にアプローチすることで、頭皮を効率よくゆるめ整えることができ、頭皮の血行促進へとつながる。抜け毛・薄毛ケアにおすすめ。
[かおドレ] ＋ ボディ施術 (整体・オイルトリートメント)	①ボディの施術 (整体やオイルトリートメント) ②[かおドレ] で顔筋と鎖骨までのリンパの通り道を作り、深層リンパに働きかける	メイクしたままで全身のトータルケアが可能となる。

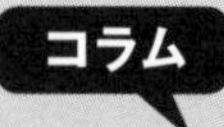

[かおドレ] 導入事例

セラピスト　F様

イベントなどに参加する際、ボディの施術者はすでにいてベッドを使えず、座位で施術するしかない環境の場合、自分の持ち技では満足いく施術ができないと考え、[かおドレ] を取り入れました。普段ひとまとめに「表情筋」などいわれている顔の筋肉ですが、その細かさ、また筋肉がいかに凝っているかを実感し、驚きました。

イベントだけでなく、施術を待っている方、終わって一息ついている方がいるサロンの一角で、オープンな環境でも施術ができます。強弱を調整できる施術なので、強めをご希望の方にはハードに施術をさせていただいています。

その痛さを共有したり、施術前後の変化を第三者を含めて確認できたり、イベントでも毎回かなり盛り上がり、そこから興味を持たれた方が飛び込みで受けてくださいます。

第五章

逆転発想!!
リンパドレナージュの基本実技

基本理論「リンパの通り道を作る」

古瀧式メソッドの理論の柱は、「リンパの通り道を作る」。

この柱に基づき、考案したボディドレナージュ［ボディドレ］は、**手わざ30分　＋　オイルリンパドレナージュ60分**　の組み合わせで構成されています。

手わざで筋肉のむだな緊張をゆるめ、整えながら、さらにオイルリンパドレナージュで筋肉をゆるめ、整え、深層リンパに働きかけます。セラピストの負担になる手法は使わずに、効率よくリンパの流れを活性化することができます。

［ボディドレ］は、「リンパを流す」から「リンパの通り道を作れば、リンパは流れる」という、逆転発想から生まれたオイルリンパドレナージュです。身体へのアプローチが、従来のオイルリンパドレナージュとは異なります。

［ボディドレ］は、リンパのゴールである静脈角周辺のリンパの道を作ることから、施術がはじまります。そして、末端に向かってリンパの道を作り、仕上げに末端から、経由するリンパ節に向かって流していきます。［ボディドレ］のドレナージュ工程を改めて見てみると、次ページのようになります。

筋繊維を意識しながら行うため、従来のリンパドレナージュより、身体の変化が目に見えてわかり、お客様ご自身でも変化を実感できます。ドレナージュをした側と、していない側の肉質の変化や身体のラインの変化を確認しながら、ドレナージュを行ってほしいと思います。

臀部、肩のライン、バストの位置、太ももの厚み、ふくらはぎの厚みなど、片側をドレナージュしたあと、まだドレナージュを行っていないほうとの変化を見て感じとるようにしてください。

このチェック作業こそ、身体の変化に気づける目を育てることにつながります。

エステサロンの同僚と肉質について話をしたときに、「私は肉質なんて全くわからない……。そもそも肉質なんてあるの？」と言っていました。

私も昔は「肉質」なんて考えたこともありませんでしたが、お客様の身体のどんな小さな変化にも気づくようになりたい、という強い思いでリンパドレナージュを行うようになってからは、肉質の変化や身体のラインの小さな変化にも気がつけるようになりました。

お客様の身体の変化に気がつくようになると、次に必要なポイントが見えてきます。身体の変化、肉質の変化に気がつく目を養うためには、施術のビフォーアフターをよく見て、触れて、感じることが大切です。

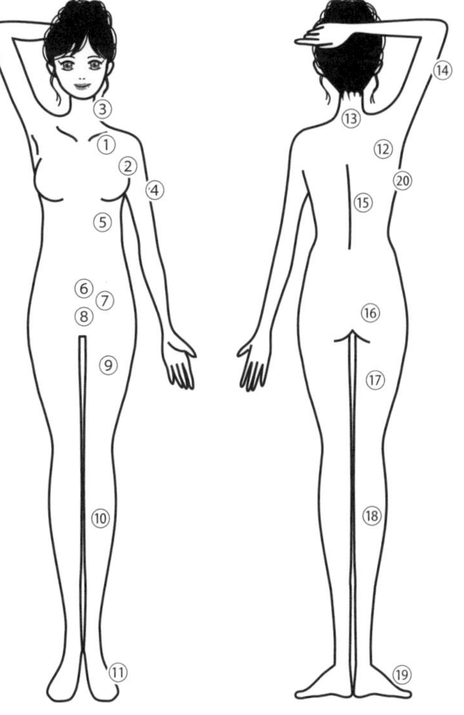

本書では、まずこのメソッドの「リンパの通り道を作る」ことをセラピストご自身に体感していただきたいと思います。そこで、［ボディドレ］のベースとなる、オイルトリートメント工程をご紹介します。

ぜひ身体の左右の変化を見て、感じながら、行ってください。

前面1 リンパのゴール 静脈角の開放

最初にリンパのゴールを開放します。スマホやパソコンの普及で、猫背の人が増えています。大胸筋と三角筋をゆるめ整えることは、猫背ケアにもつながります。しっかりゆるめ、整えましょう。また、バストアップにもつながるので、女性にはうれしいポイントです。

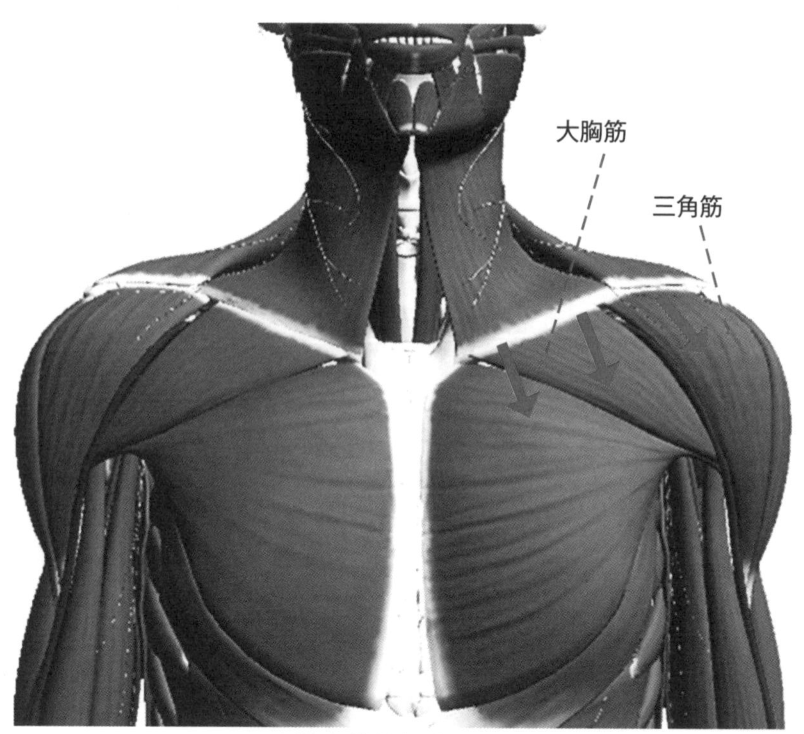

teamLabBody-3D Motion Human Anatomy

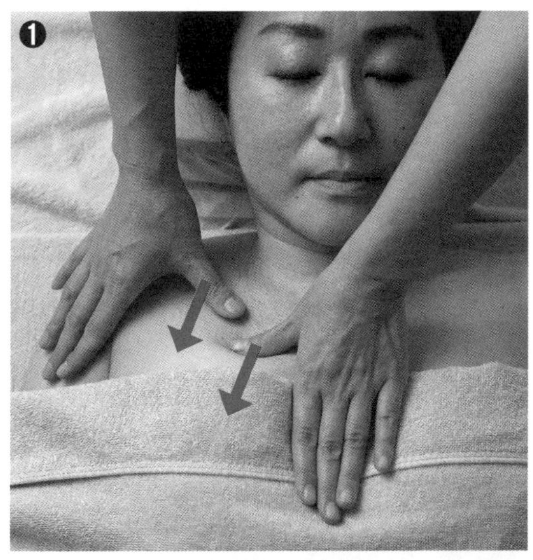

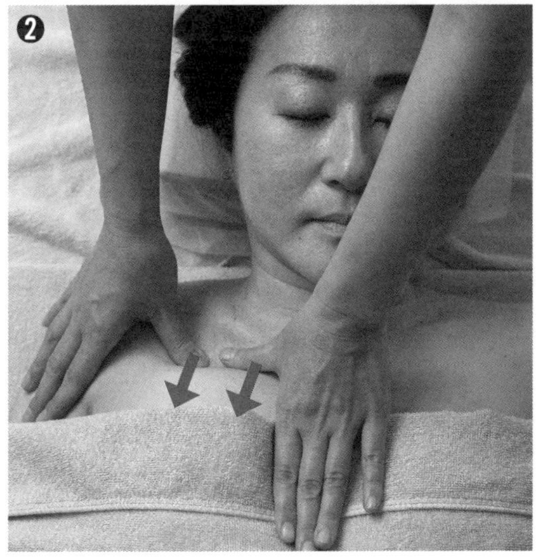

❶❷大胸筋と三角筋は、鎖骨についている。鎖骨から大胸筋と三角筋を引きはがすイメージで親指を使って、鎖骨から5cmくらいまでを左右の指を交互に、矢印の方向に筋肉を伸ばしてゆるめ、整える。

力が強すぎるとあざになりやすいので注意が必要。また、オイル塗布が多いと、滑りすぎて筋肉に働きかけにくくなるので、オイルは少なめで行う。

前面2 首のリンパの通り道を作る

胸鎖乳突筋（きょうさにゅうとつきん）の裏には、深頸リンパ節があるので、しっかりゆるめ、整えて、リンパ節を圧迫から開放しましょう。

胸鎖乳突筋や広頸筋（こうけいきん）がかたいと、顔のリンパの流れを滞らせるだけでなく、顔を下げる原因にもなりますので、優しく、しかし、しっかりとゆるめ、整えましょう。

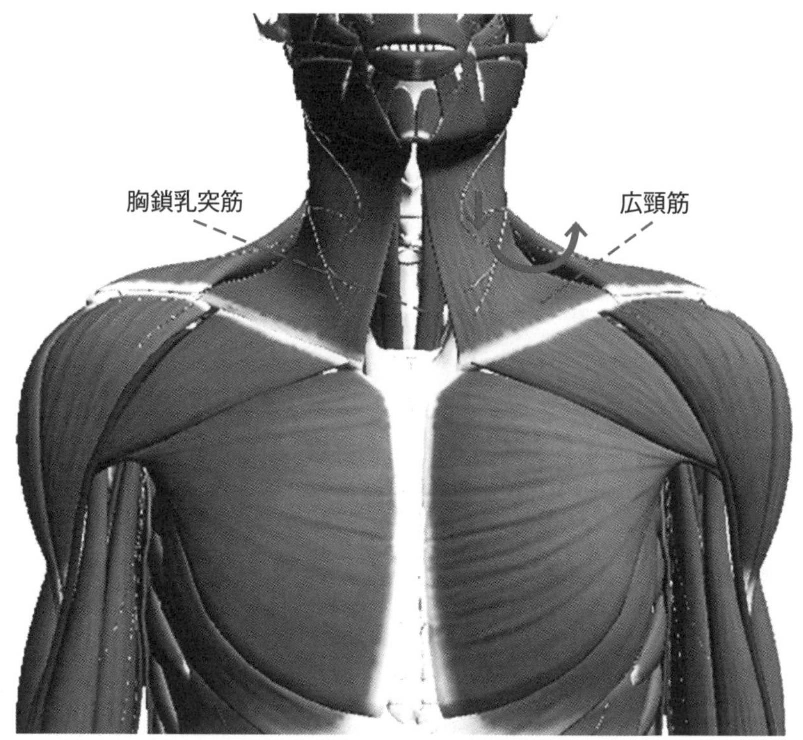

teamLabBody-3D Motion Human Anatomy

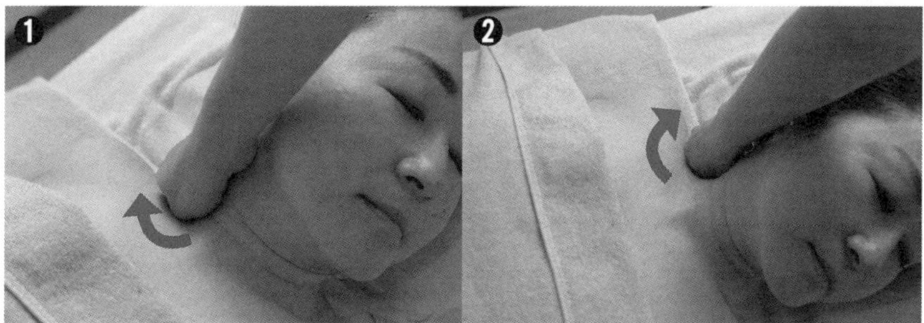

❶❷軽く握ってこぶしを作り、手根を使って広頸筋と胸鎖乳突筋を横切るように動かす。3回以上行う。

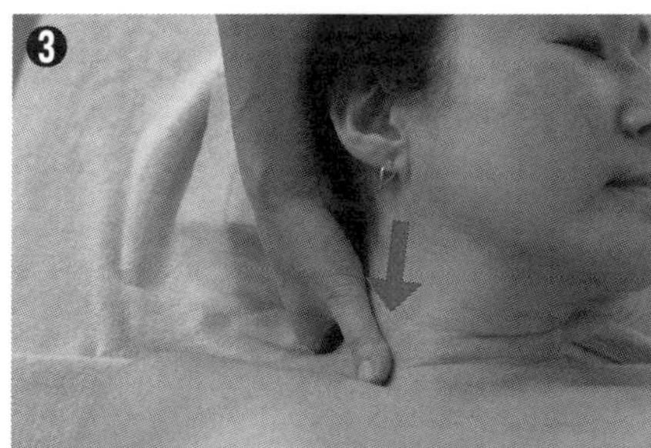

❸広頸筋の下にある胸鎖乳突筋を伸ばすイメージで、親指の腹を使って、耳の下から鎖骨に向かって、ゆるめ、整える。3回以上行う。

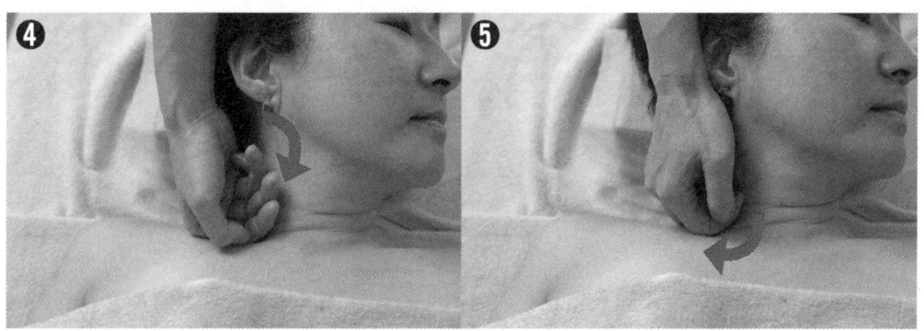

❹❺軽く握ってこぶしを作り、手首を回しながら、耳の下から鎖骨までドレナージュを行う。3回以上行う。

前面3 腋窩リンパ節　圧迫の開放

腋窩（えきか）リンパ節周辺は、筋肉がかたくなりやすく、リンパの流れが滞りやすいところです。二の腕と背中、デコルテのリンパの流れの活性には、腋窩リンパ節の開放は重要なポイントです。

腋窩リンパの滞りが多いと、脇の下にゴルフボールが埋まっているようにぽっこりとした膨らみが出ます。このような方は痛みを伴いますので、鰹節を削るイメージで表面からじっくりほぐしましょう。

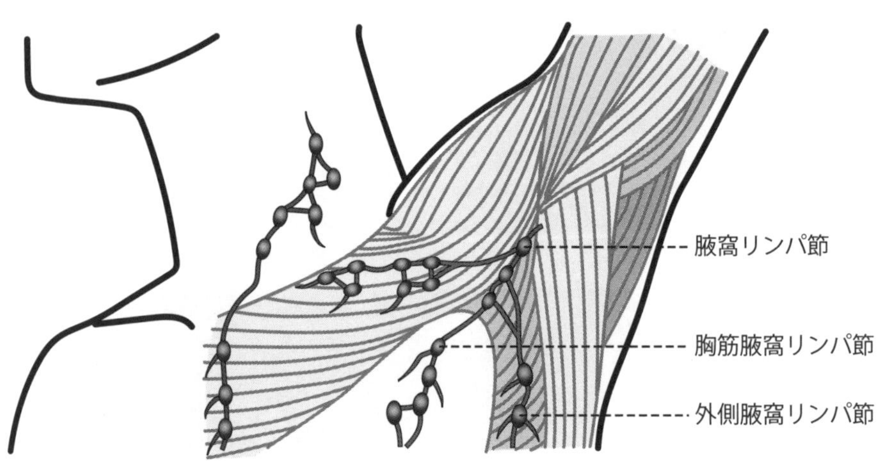

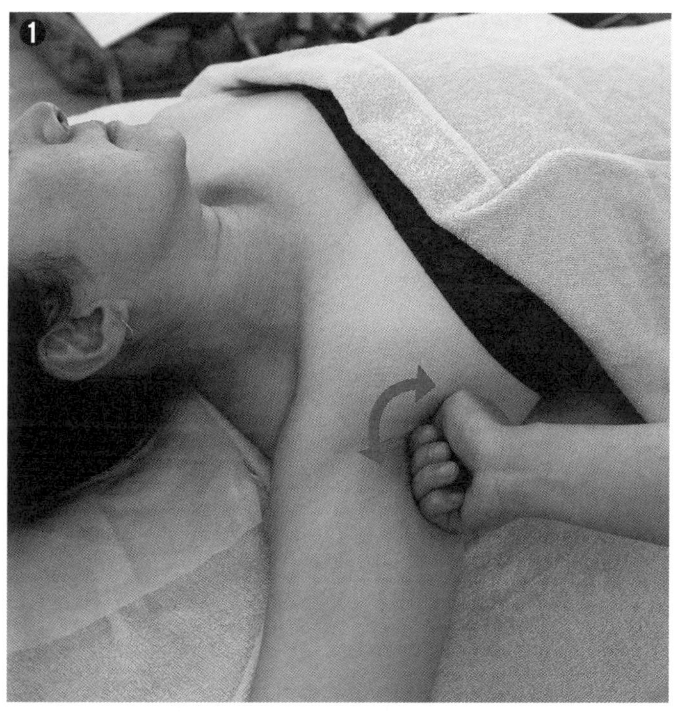

❶軽く握ったこぶしで脇の下をゆっくりほぐす。痛みを感じやすいところなので、力加減に注意が必要。

前面４ 二の腕のリンパの通り道を作る

セルライトができやすい二の腕の内側にアプローチして、リンパの通り道を作ります。ひじから手首にかけても、PC 作業でパンパンにかたくなっている人が多いので、手首まで行いましょう。

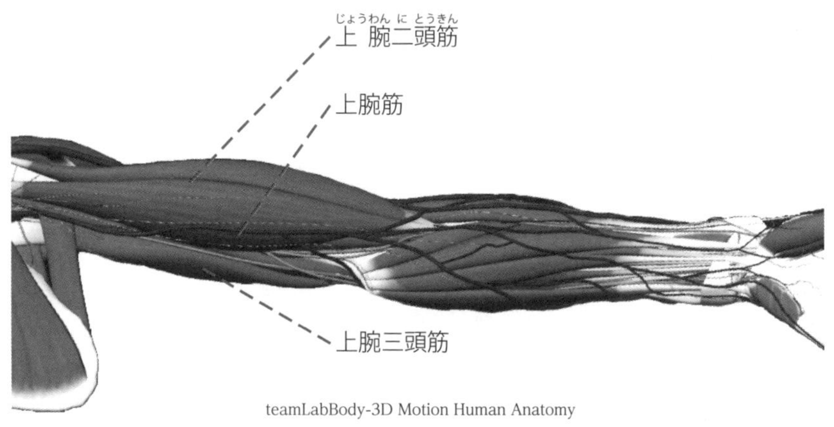

teamLabBody-3D Motion Human Anatomy

軽く体重をのせて筋繊維を
横切ることで、効率よく筋
肉をゆるめ、整えるのと同
時に、脂肪細胞と脂肪細胞
の間のすき間作りができる。

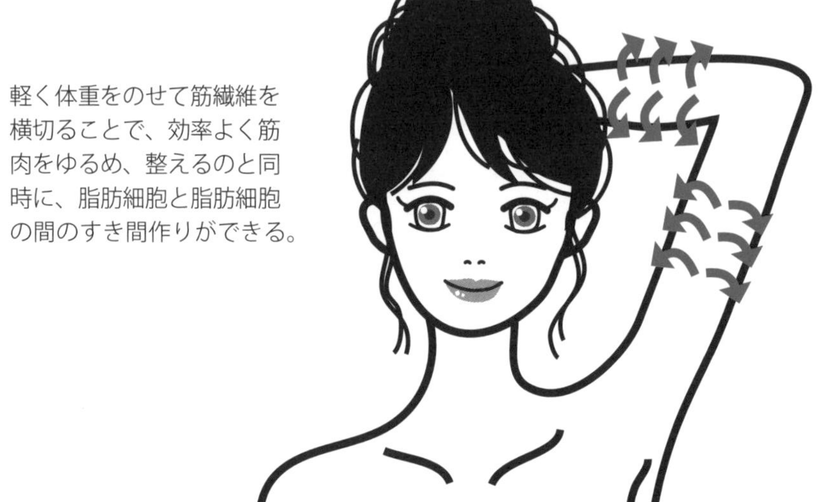

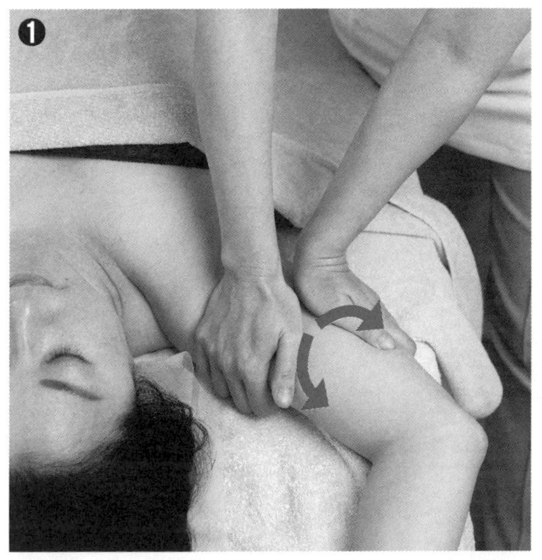

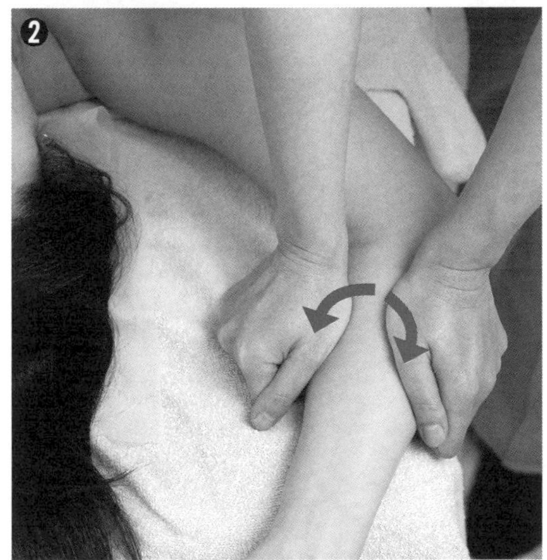

❶❷両手の手根で筋繊維を横切るように、腕のつけ根からひじ、そして手首にかけてゆるめ、整える。セルライトが多い方は痛みが出る場合があるので、力加減を調整する。軽く体重をのせて行うとセラピストの負担が軽減されて楽。

前面5 リンパのゴール周辺と腕全体のリンパの通り道を作る

さらに大胸筋、三角筋、上腕二頭筋、上腕筋、上腕三頭筋をゆるめ、整え、リンパの通り道を作ります。

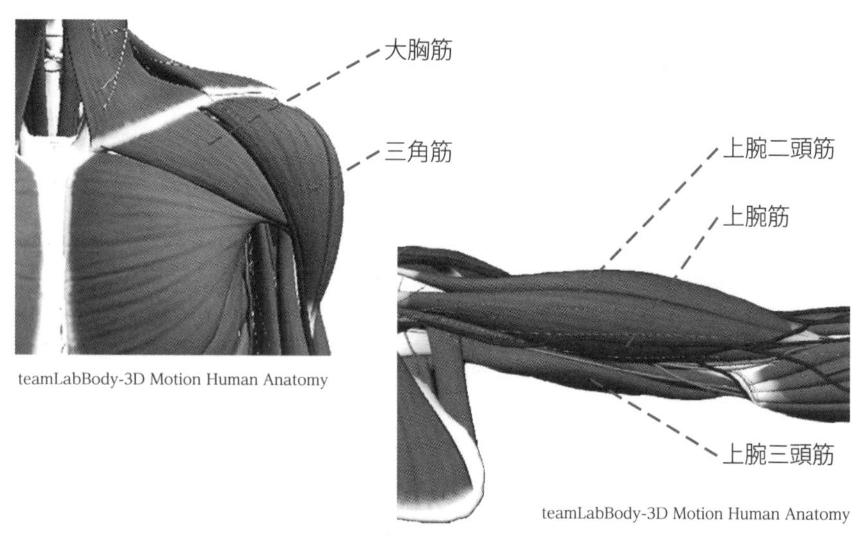

teamLabBody-3D Motion Human Anatomy

teamLabBody-3D Motion Human Anatomy

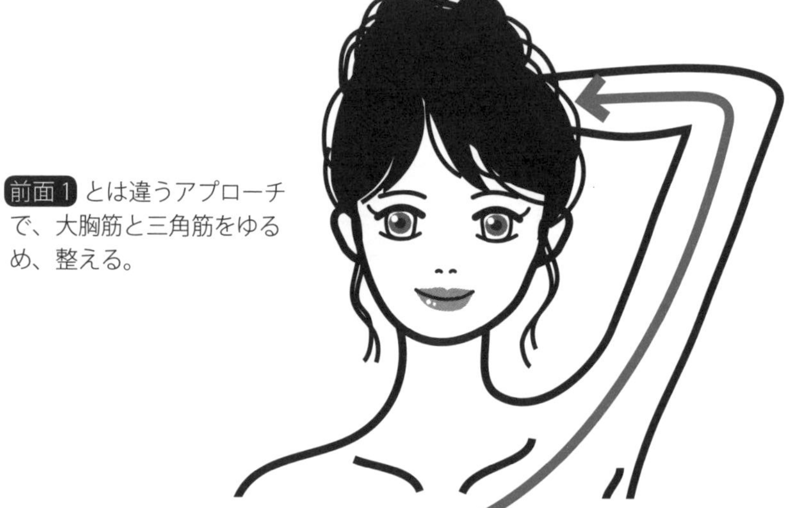

前面1 とは違うアプローチで、大胸筋と三角筋をゆるめ、整える。

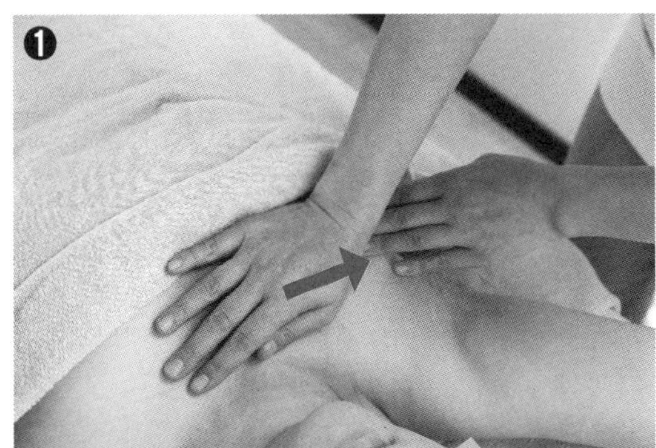

➊➋手根で大胸筋、三角筋の筋繊維を横切るイメージで肩に向かって、両手を交互に使って筋繊維を伸ばし、筋肉をゆるめ、整える。脇の下も手根で同様にほぐす。

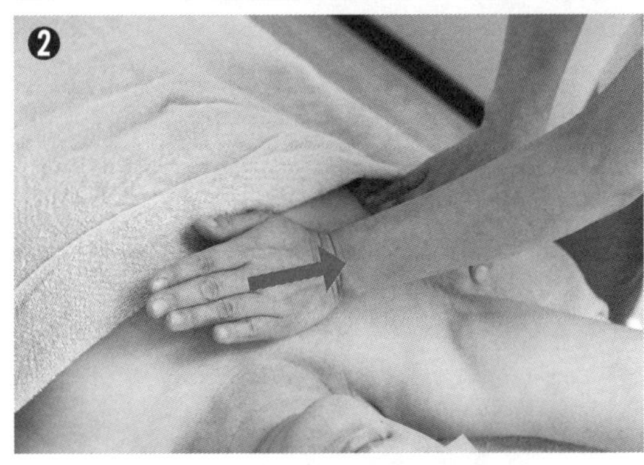

➌➍腕の筋繊維に沿って、両手のひらを密着させて、手首までゆるめ、整える。➊〜➍の流れを３回行う。

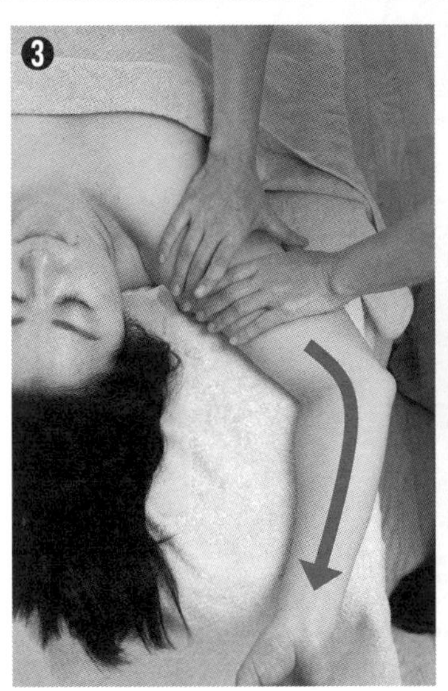

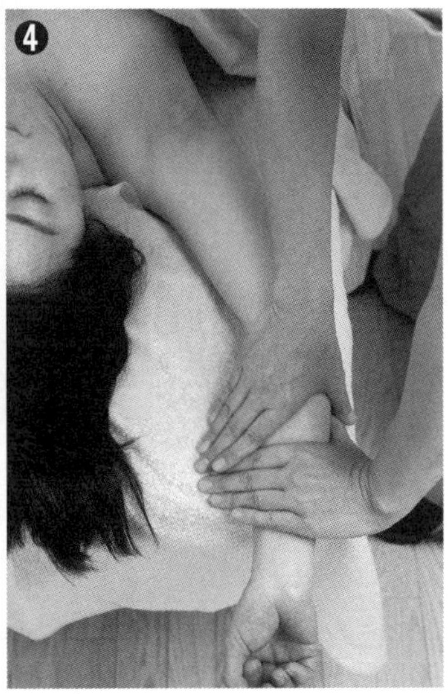

前面6 腕のドレナージュ

胸と腕をゆるめ、整えたあと、手首から腋窩リンパ節にかけてドレナージュします。

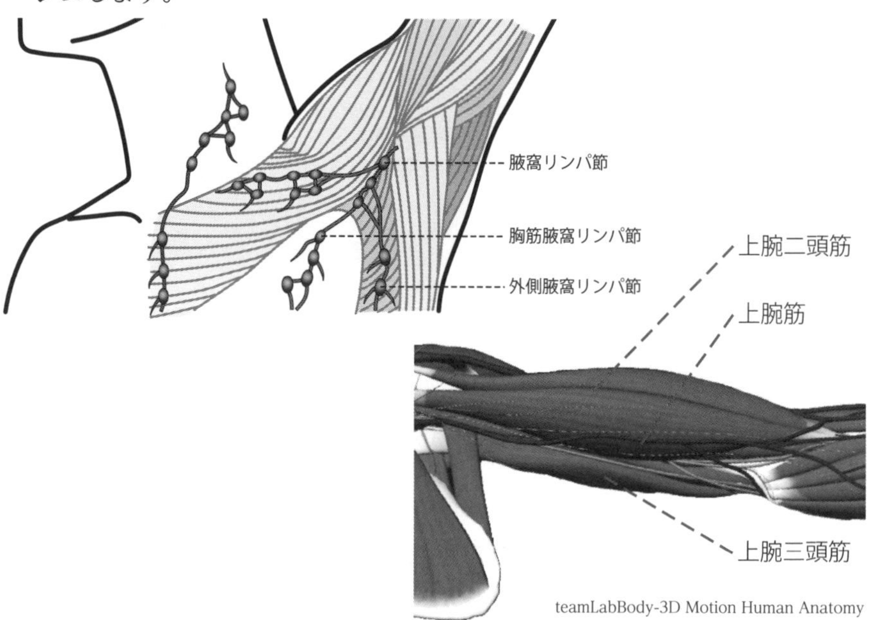

teamLabBody-3D Motion Human Anatomy

Before & After チェックポイント

前面1～前面6
腕を降ろし、お客様の頭頂側から肩の位置を見比べる。バストの位置を見る。

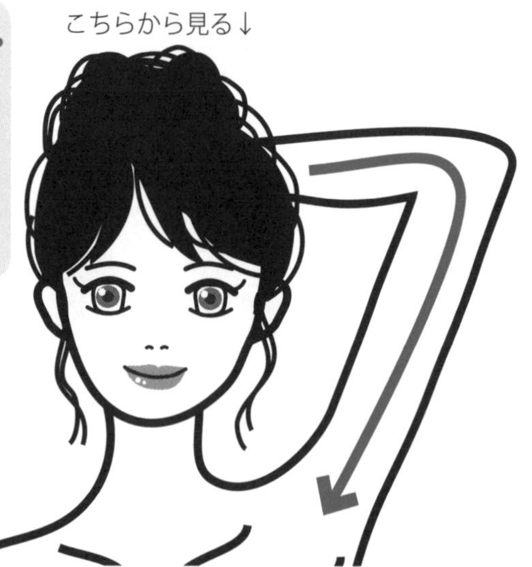

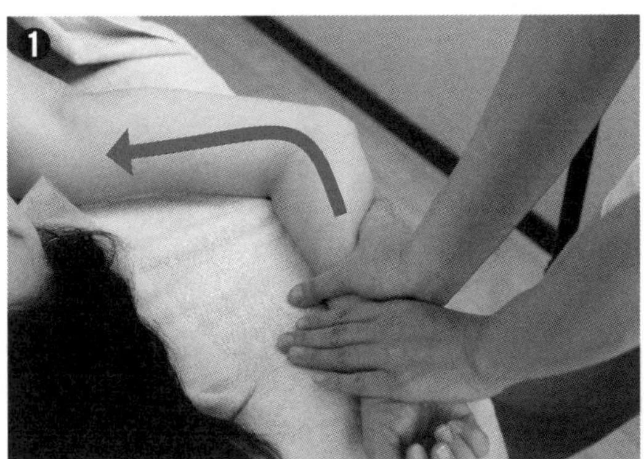

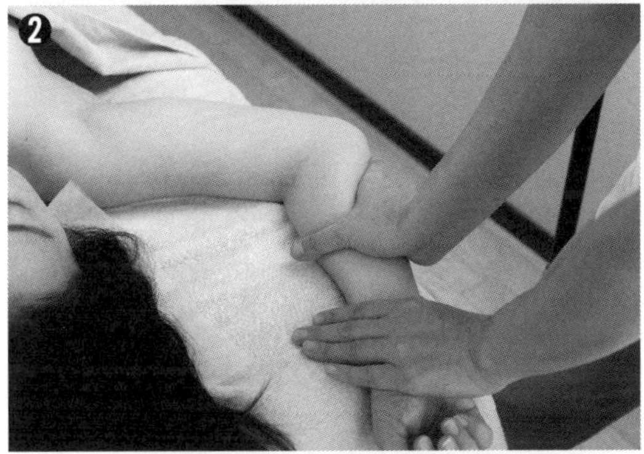

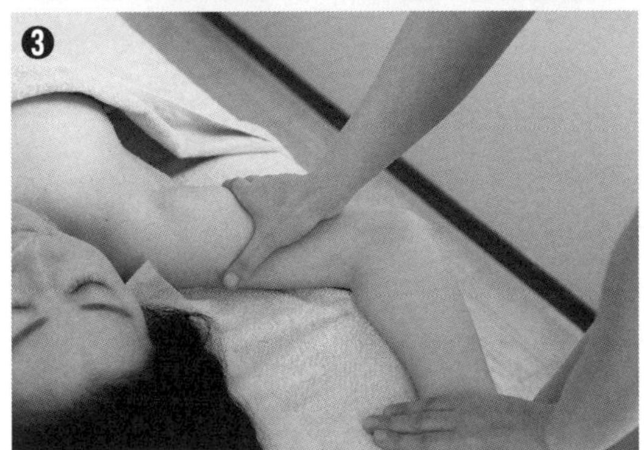

❶❷❸手首から腋窩リンパ節に向かって、手のひらを密着させてドレナージュする。強圧にする必要はない。3回行う。

前面7 呼吸ポンプケア

リンパの流れは呼吸ポンプにも支えられています。呼吸ポンプを上手に活用するには横隔膜の柔軟性が必要です。この施術は、お客様と呼吸を合わせて行います。

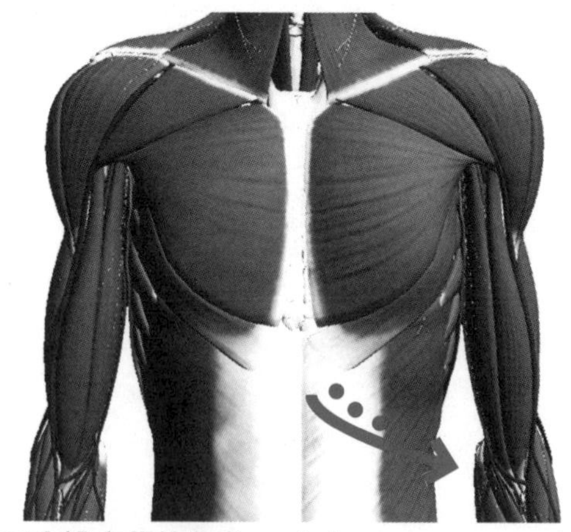

teamLabBody-3D Motion Human Anatomy

Before & After チェックポイント

前面7
肋骨(ろっこつ)の位置を見比べる。

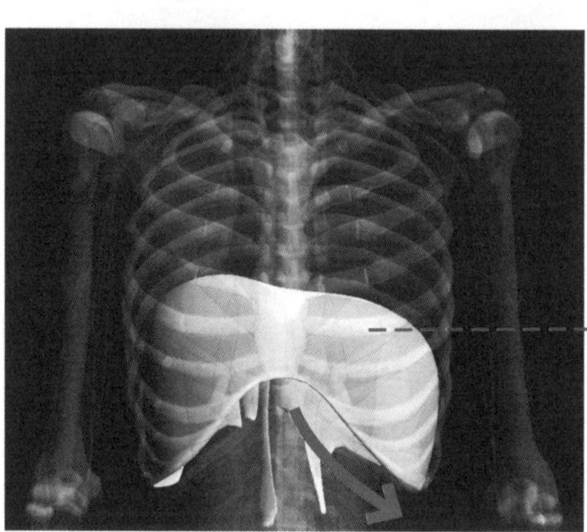

teamLabBody-3D Motion Human Anatomy

横隔膜がかたい方は痛みが出ます。力を加減しながら、慎重に行いましょう。

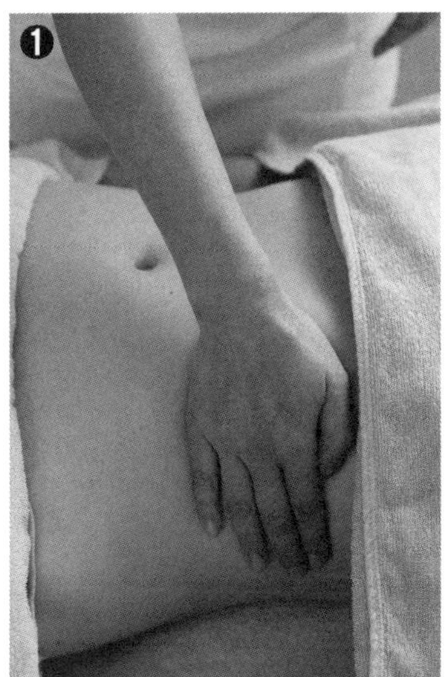

❶お客様が肋骨（ろっこつ）を広げて息を吸う（その際に肋骨に触れるとお客様が意識しやすい）。

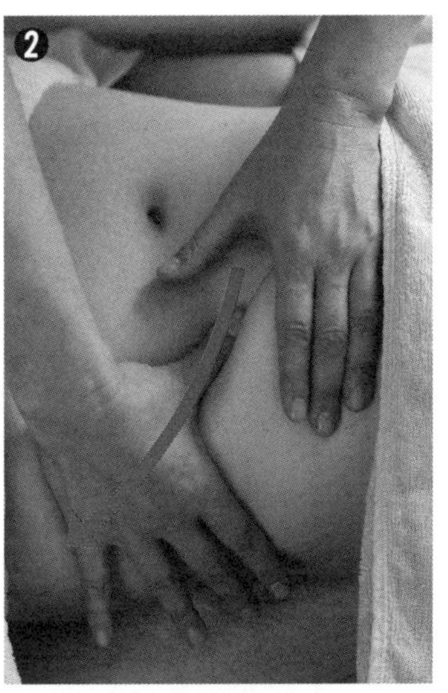

❷息を吐くときに、肋骨の下に親指を入れ込みながら矢印の方向にスライドさせる。３回行う。

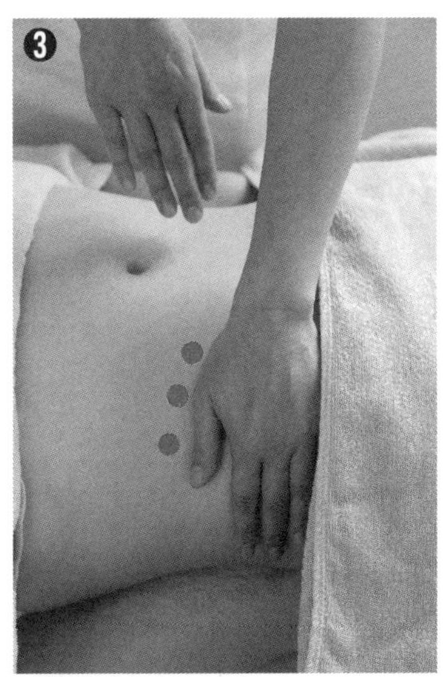

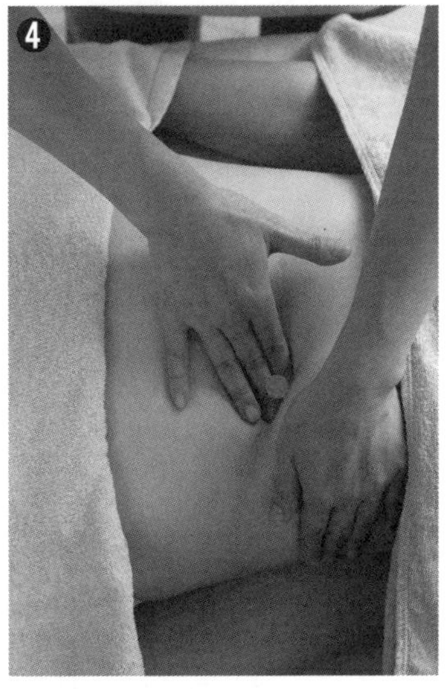

❸❹お客様が肋骨を広げて息を吸う。息を吐くときに●の位置で、中指を肋骨に下に入れ込む。３カ所３回ずつ行う。

前面8 鼠径リンパ節の圧迫開放

鼠径リンパ節の圧迫を開放するために、腹部の筋肉（外腹斜筋、内腹斜筋、腹横筋、腹直筋）をゆるめ、整えます。鼠径部がかたく張っていると、下半身のリンパの流れに悪影響を与えます。鼠径リンパ節で待機している免疫細胞を腹部に流すために、鼠径リンパ節の開放は必要不可欠です。足のむくみだけでなく、免疫力を上げるためにも、鼠径リンパ節の圧迫の開放は念入りに行いましょう。

またその流れで、腸にも優しい刺激を与え、腸もみを行います。

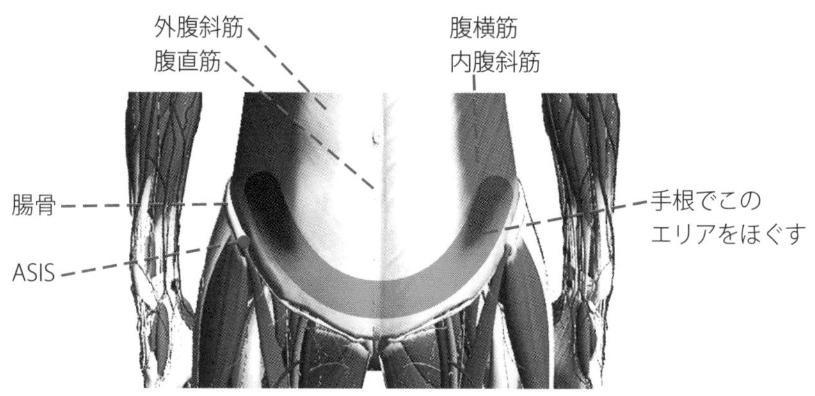

teamLabBody-3D Motion Human Anatomy

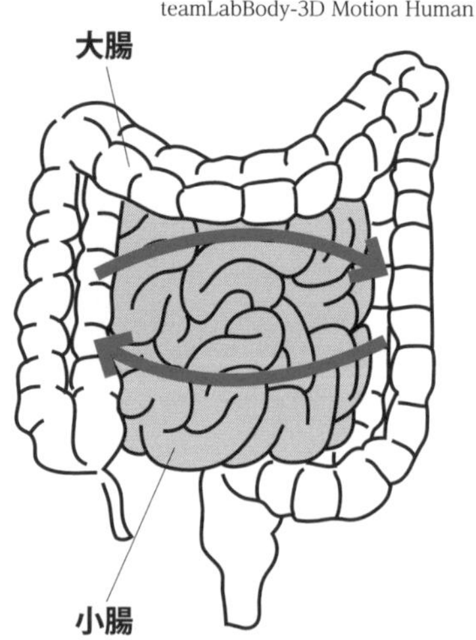

Before & After チェックポイント

前面8

ASIS（※）の位置

※ ASISは、上前腸骨棘（じょうぜんちょうこつきょく）という。位置は、骨盤の前面の骨が突出している場所。

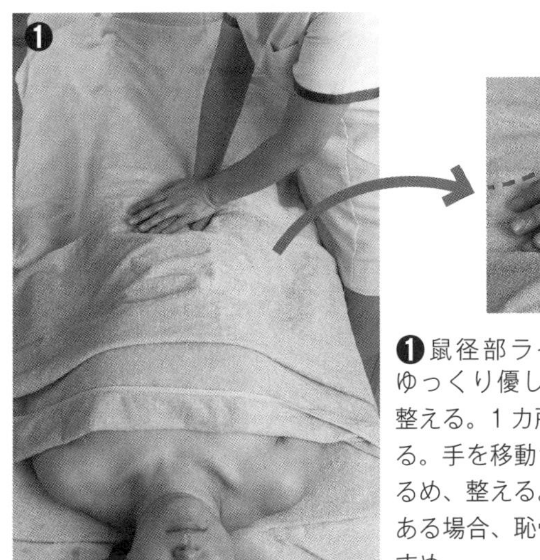

❶鼠径部ラインに手根を当てて、ゆっくり優しく圧をかけてゆるめ、整える。1カ所に3回ずつ圧を加える。手を移動させ、鼠径部全体をゆるめ、整える。お客様と信頼関係がある場合、恥骨の際も行うのがおすすめ。

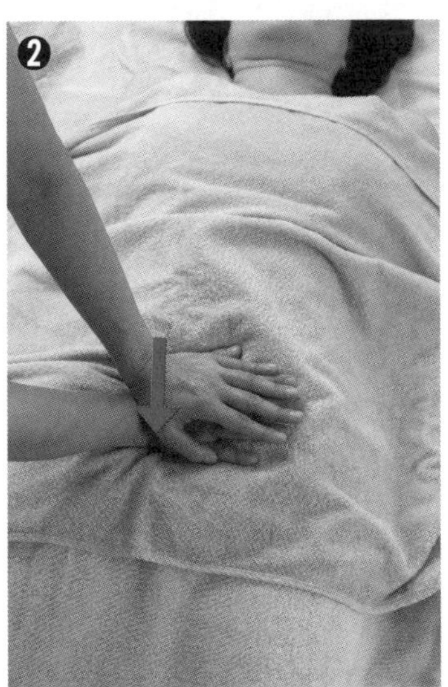

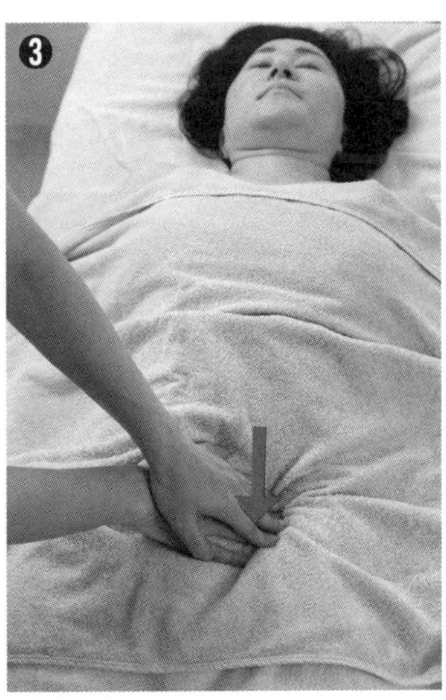

❷❸両手のひらを写真のように重ねて、手根が鼠径部にあたるように置く。手根で押し出し、指先で押す。手のひらで波を打つようなイメージで腸に刺激を与える。3往復以上行う。

前面9 前ももリンパの通り道を作る

前太もものリンパの通り道を作ります。太ももが前に張り出している方には、念入りに行いましょう。膝の上に肉がのっている人には膝上10cmをほぐすのがポイントです。

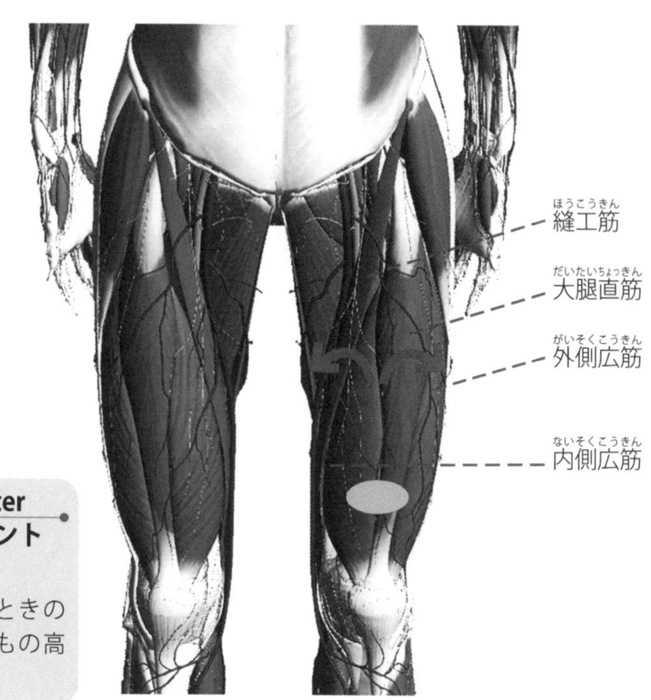

teamLabBody-3D Motion Human Anatomy

Before & After
チェックポイント

前面9
あお向けに寝たときのベッドから太ももの高さ

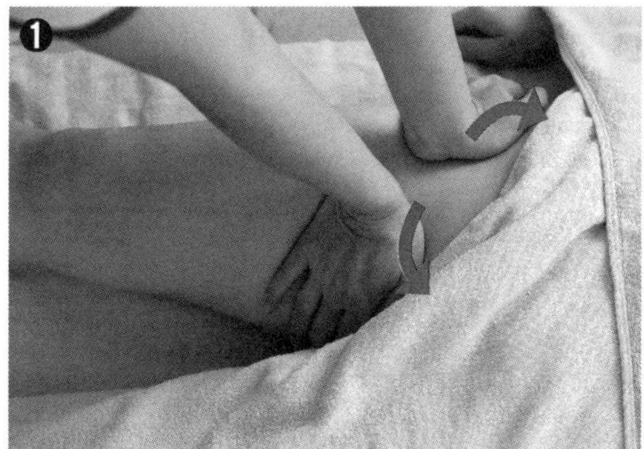

❶❷❸手根を使って、前太ももを左右に割って横切るように、刺激を与え、ほぐしてゆるめ、整える。これも筋繊維を横切っている。鼠径部下部から膝まで行う。3カ所×3回ずつ。

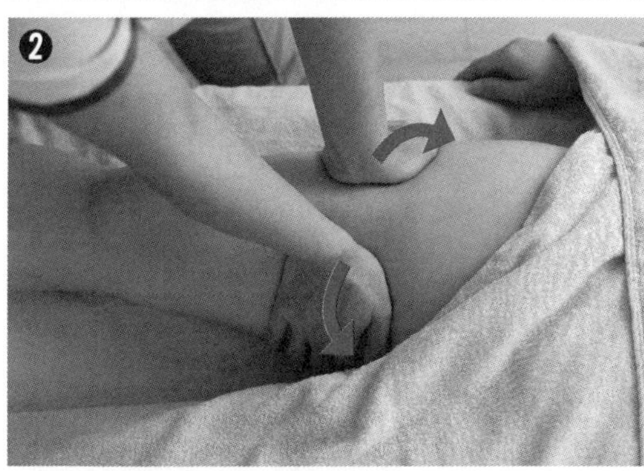

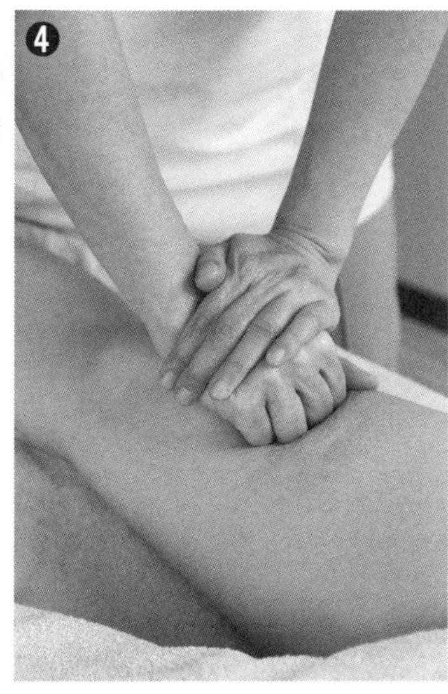

❹こぶしを使い、膝上10㎝ほどのポイントをしっかりほぐす。1回で効果は出にくいが、続けることで膝周辺がすっきりする。

前面10 脛（すね）のリンパの通り道を作る

脛のリンパの通り道を作ります。ふくらはぎは「第二の心臓」といわれるくらい、ふくらはぎの筋肉ポンプは、リンパの流れに重要です。ふくらはぎをしっかり使って歩くためには、ふくらはぎだけでなく、脛の柔軟性も大切です。ヒールをよくはく人は、この部分がかたくなります。

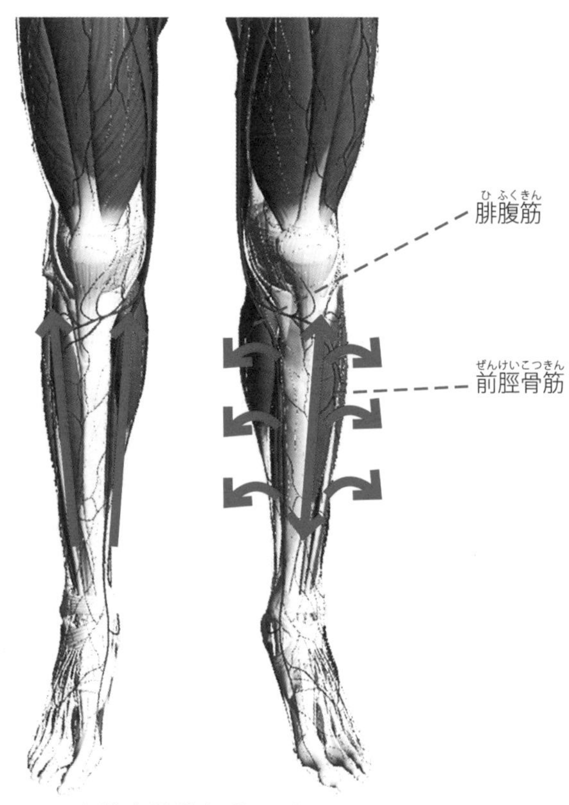

teamLabBody-3D Motion Human Anatomy

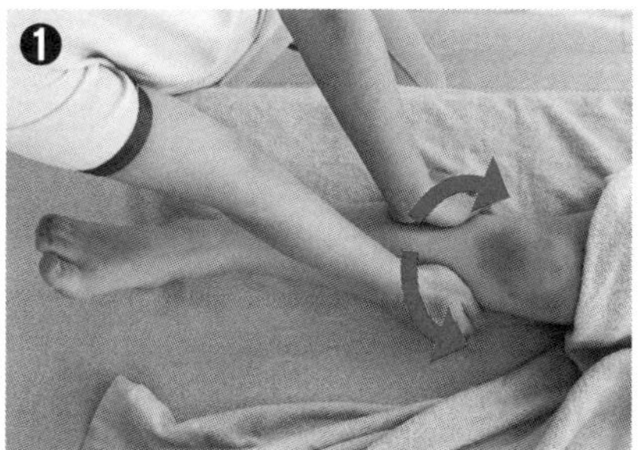

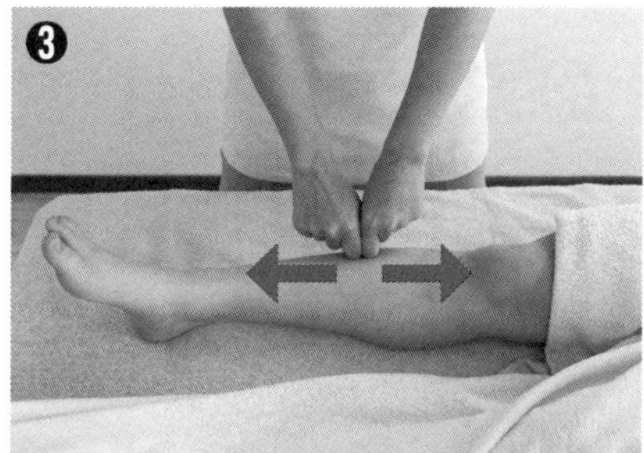

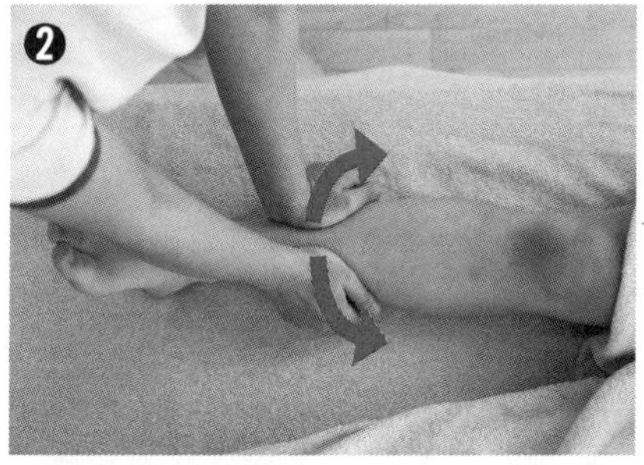

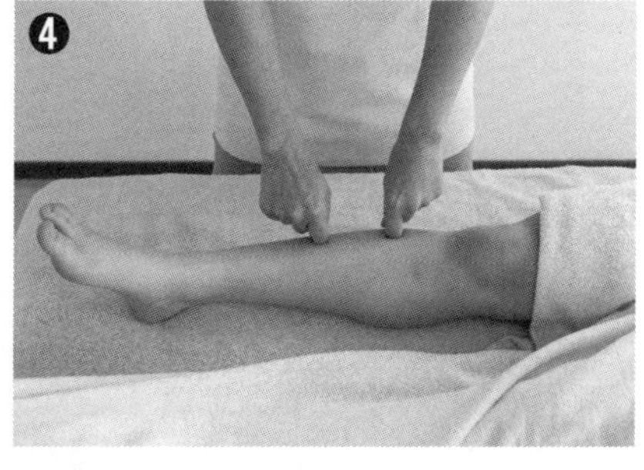

❶❷手根で筋繊維を横切り、筋肉をゆるめ、整える。膝下から足首に向かって3カ所×3回行う。

❸❹前脛骨筋を上下に引き延ばす。ひざと足首の中央のポイントから左右に引き延ばす。3回以上行う。

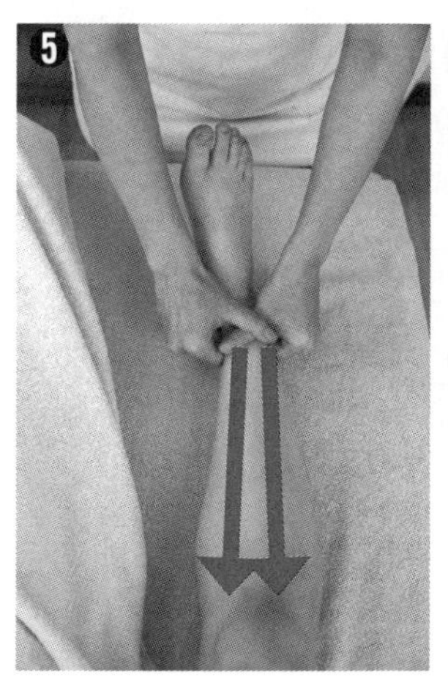

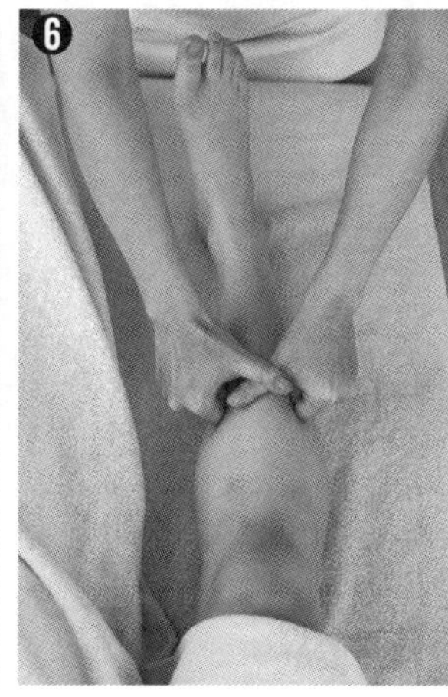

❺❻手を握り、親指をクロスさせて脛骨の両サイドに人差し指の第2関節をあて、足首から膝にかけて一定の圧をかけながら、筋繊維を伸ばす。3回以上行う。

前面11 足の甲のリンパの通り道を作る

足の甲も、意外とかたくなっている方が多いです。ゆるめることで、足先の水はけがよくなります。

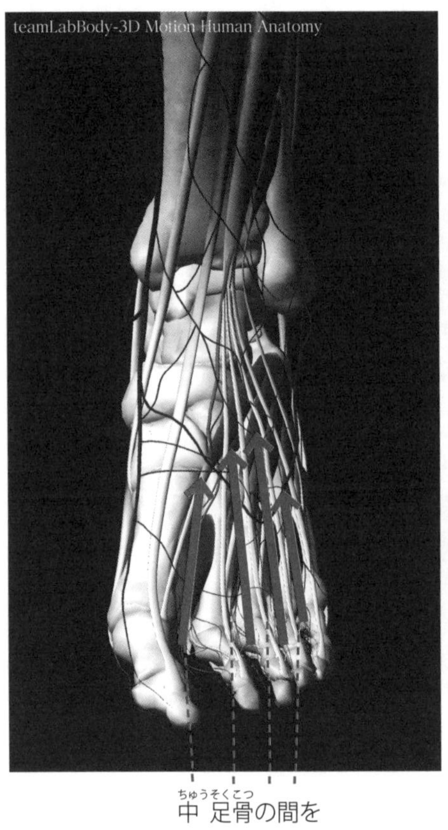

中足骨(ちゅうそくこつ)の間をほぐす

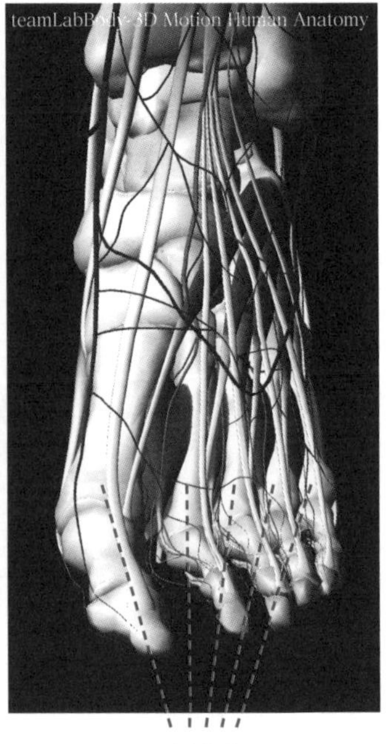

中足骨

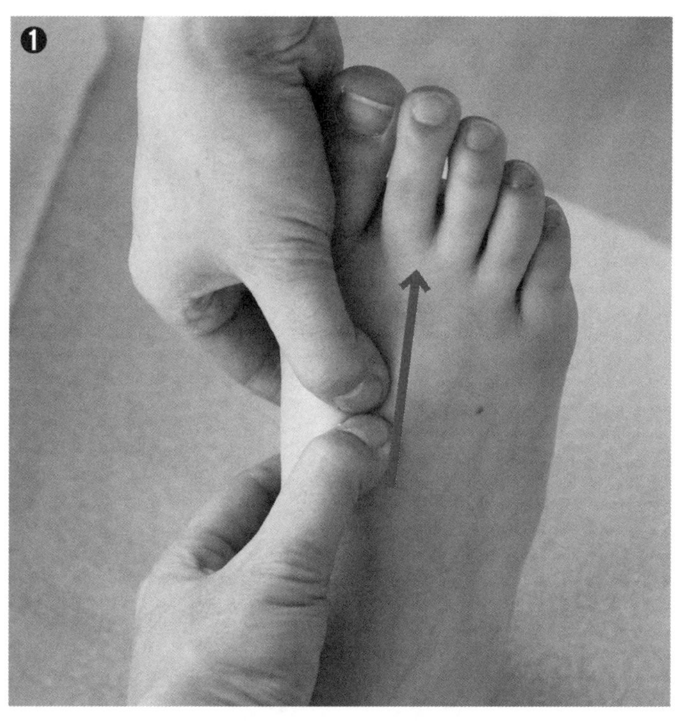

❶親指を使い、中足骨の間をしごくように、足首の近くから指先に向かってすべらせる。各ポイント３回ずつ行う。

前面12 足前面のリンパを流す

鼠径リンパ節に送り届けるイメージでドレナージュしましょう。

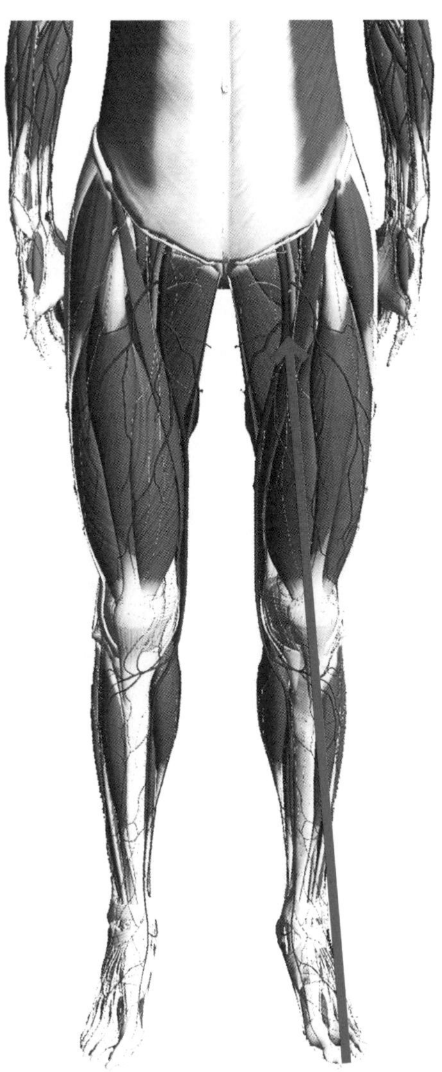

teamLabBody-3D Motion Human Anatomy

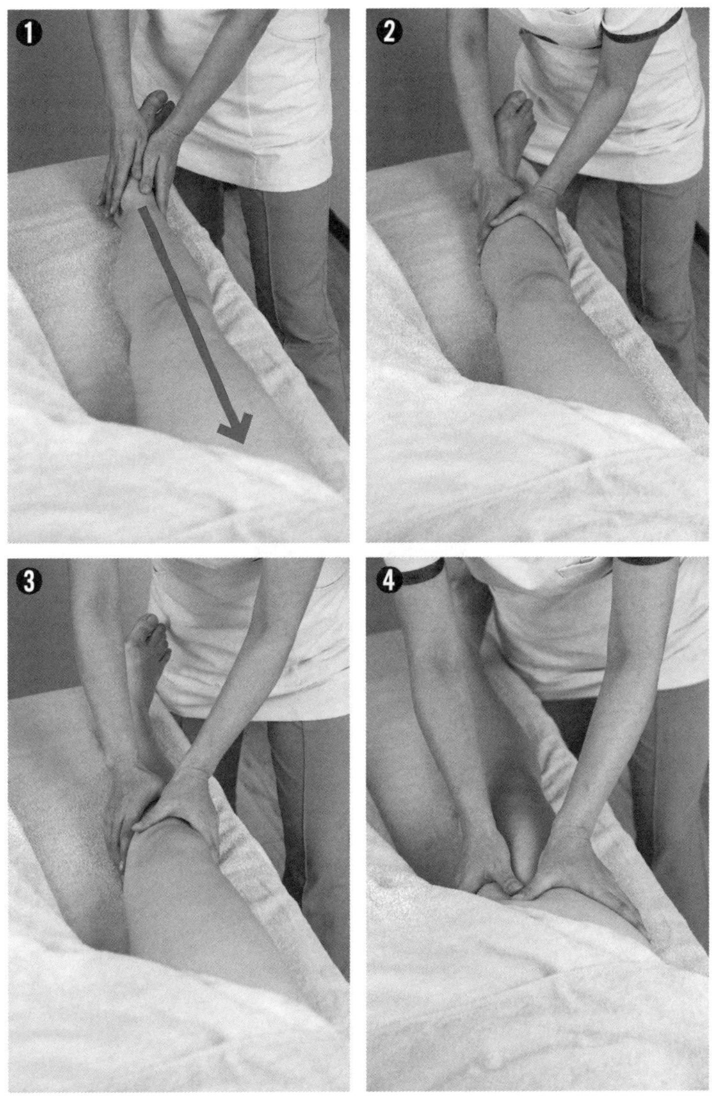

❶❷❸❹両手のひら全体を下肢に密着させ、足先から鼠径部に向かってリンパを流す。強圧にしなくてよい。

背面1 腋窩リンパ節の開放

腋窩リンパ節周辺は、筋肉がかたくなりやすく、リンパの流れが滞りやすいところです。二の腕と背中、デコルテのリンパの流れの活性化には、腋窩リンパ節圧迫の開放は必要なポイントです。前面同様に、背面でもアプローチします。大円筋と広背筋のつけ根をほぐすイメージで行いましょう。

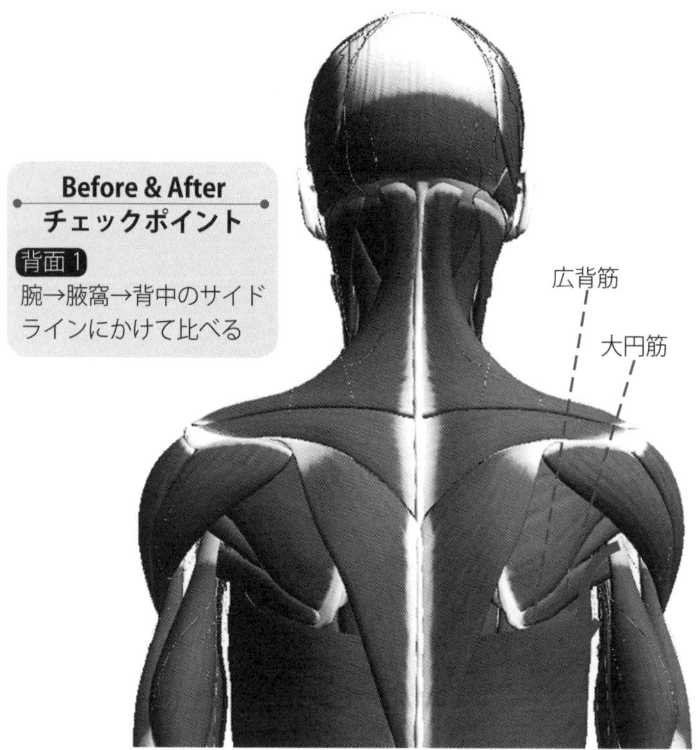

teamLabBody-3D Motion Human Anatomy

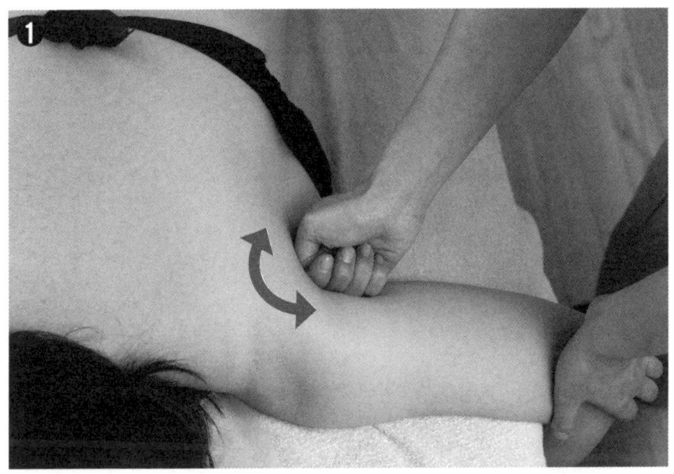

❶手を握ってこぶしを作り、背面側の脇の下に入れる。

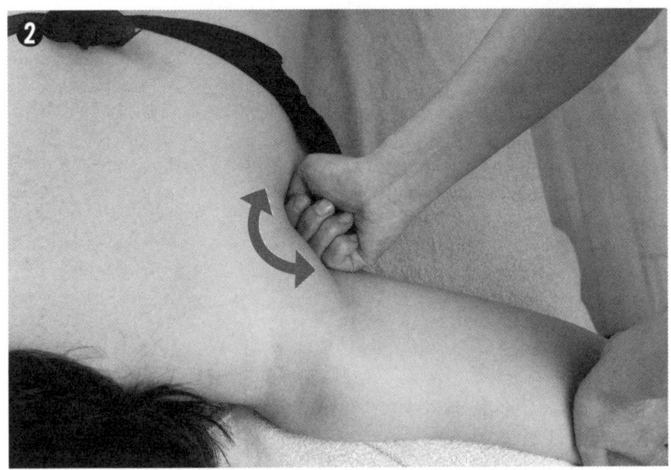

❷圧を加えながら、手首をワイパーのように動かす。

背面2 肩首のリンパの通り道を作る 1

肩首のリンパの通り道を作ります。肩こり解消、猫背の改善におすすめです。また、首の後ろがポッコリとむくんでいる人にこのケアを取り入れることで、首のリンパの通り道ができ、むくみがスッキリします。

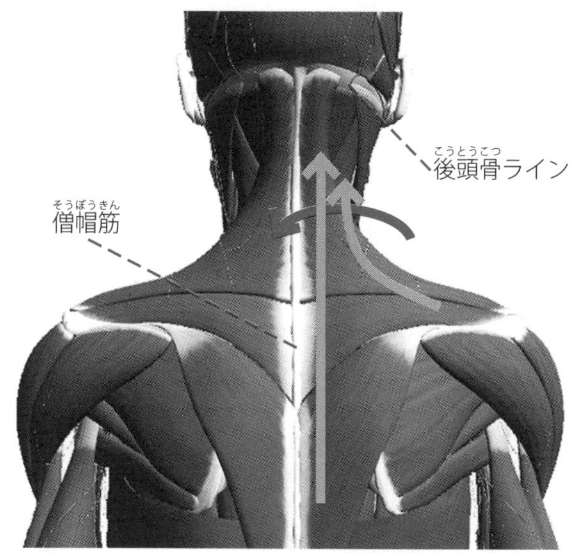

teamLabBody-3D Motion Human Anatomy

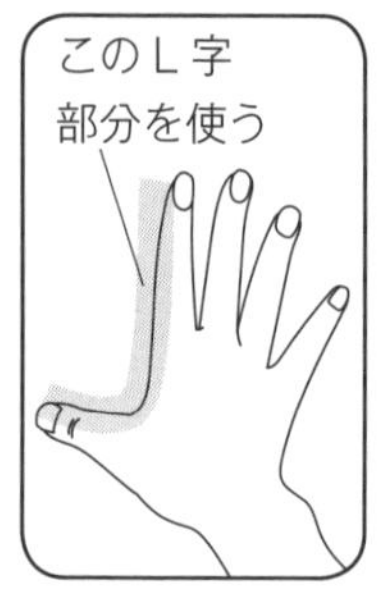

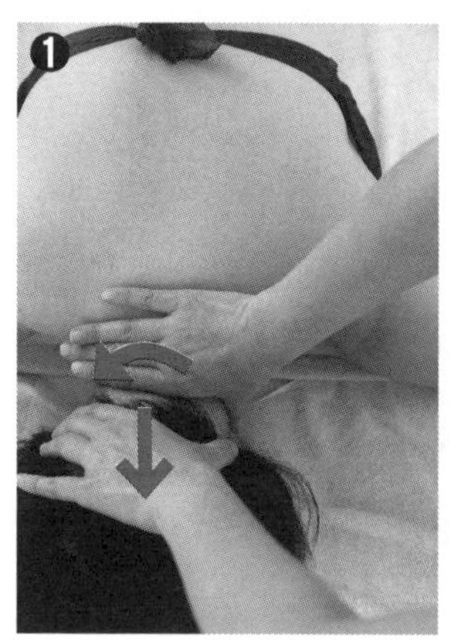

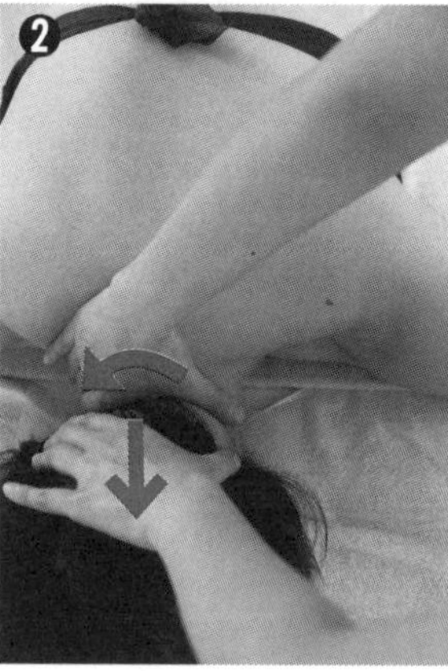

❶お客様の頭にあてた手は、後頭骨ラインを押さえ、頭頂に向かってテンションをかけてキープする。

❷お客様の首にあてた手は、親指と人差し指の間を使って（上図）、首の筋繊維を横切る。

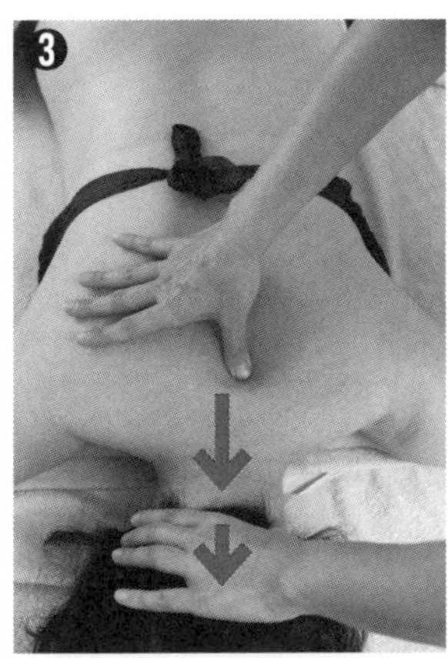

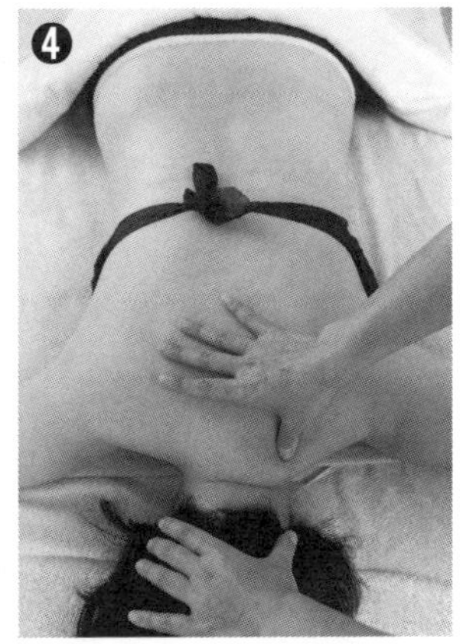

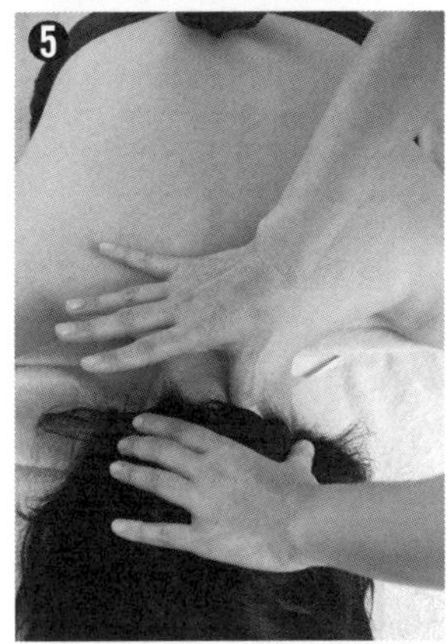

❸❹❺肩甲骨下部、背骨と肩甲骨の間に親指をあてる（背骨の上はNG）。一定の圧を加えながら後頭骨まで筋繊維を伸ばす。

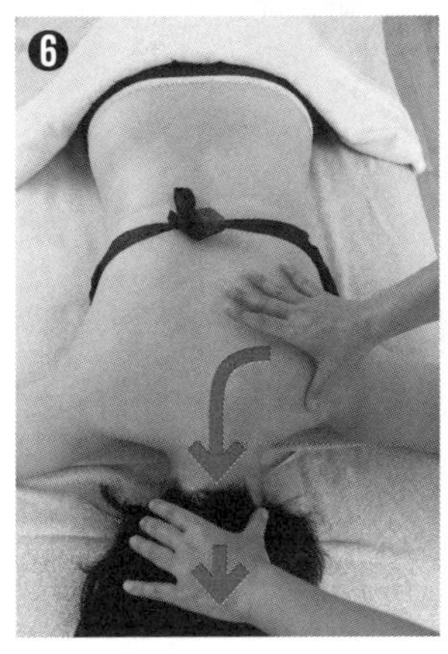

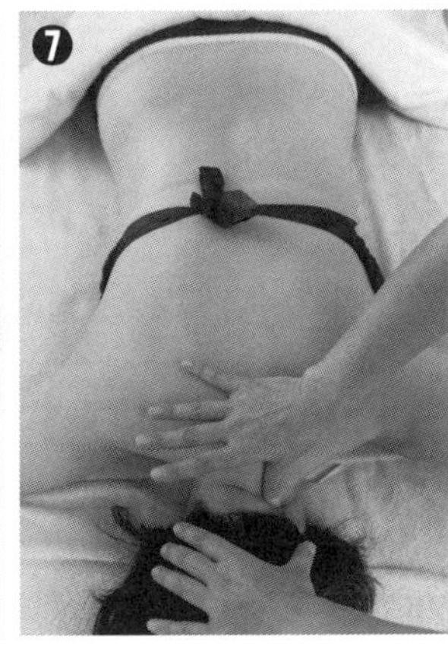

❻❼肩から後頭骨ラインまで、②と同じように、筋繊維を伸ばす。

背面3 肩首のリンパの通り道を作る２

肩首のリンパの通り道を作ります。P108 ~ 111 の【背面】2、3を組み合わせたアプローチは、首を長く、きれいな肩首ラインへと導くことができます。

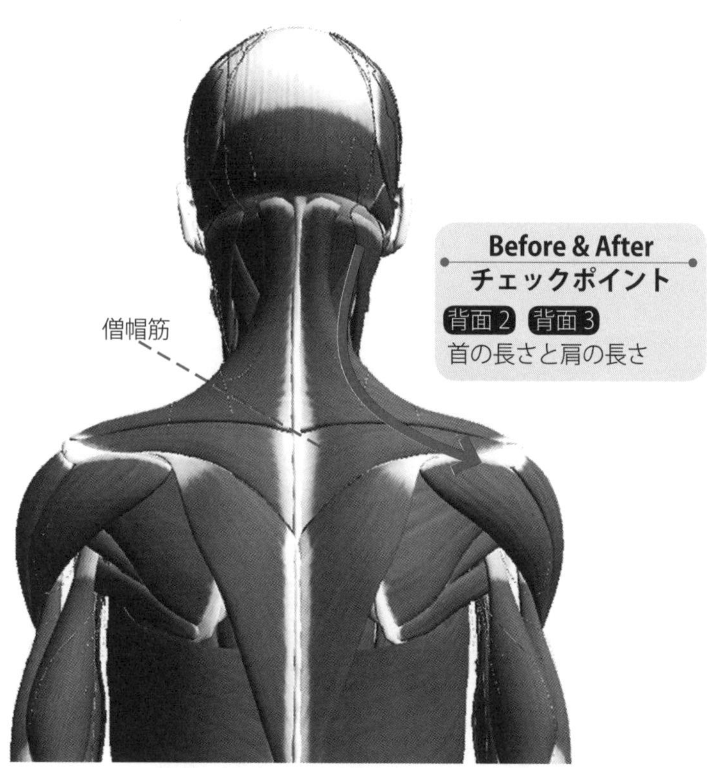

teamLabBody-3D Motion Human Anatomy

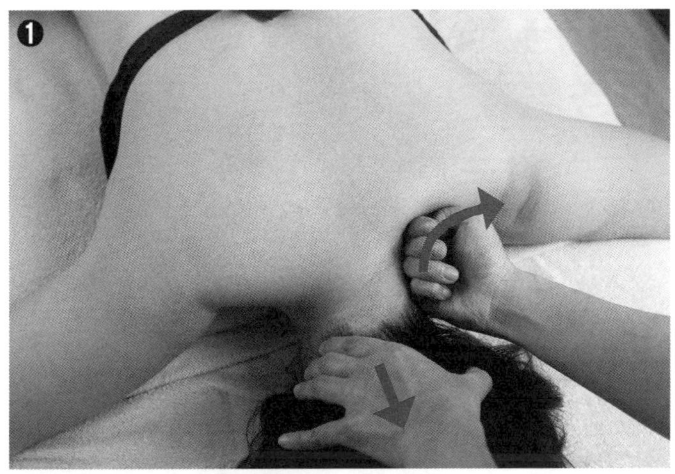

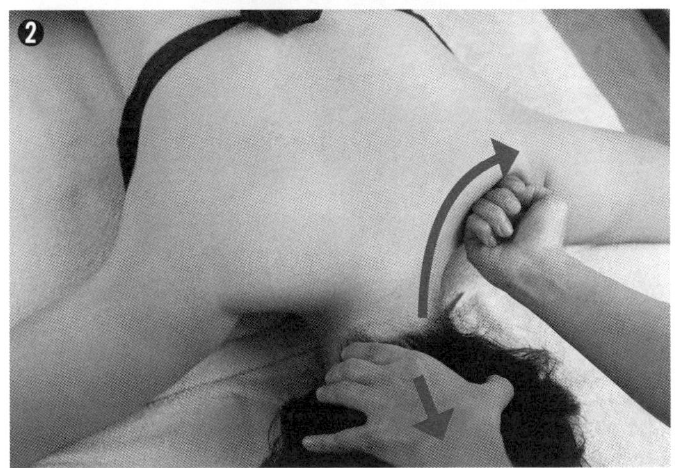

❶❷後頭骨ラインにあてた手は、頭頂に向かってテンションをかけてキープする。こぶしを作った手の第２・３関節の間の平らな部分で一定の圧を加えたまま、後頭骨ラインから肩にかけて、僧帽筋を伸ばすイメージで３回行う。

背面4 背中のリンパの通り道を作る

背中中心部の、リンパの通り道を作ります。気づかないうちに背中の筋肉がかたくなって背中にむくみを溜め込みます。背中もむくむので、しっかり背中のリンパの通り道を作りをしましょう。

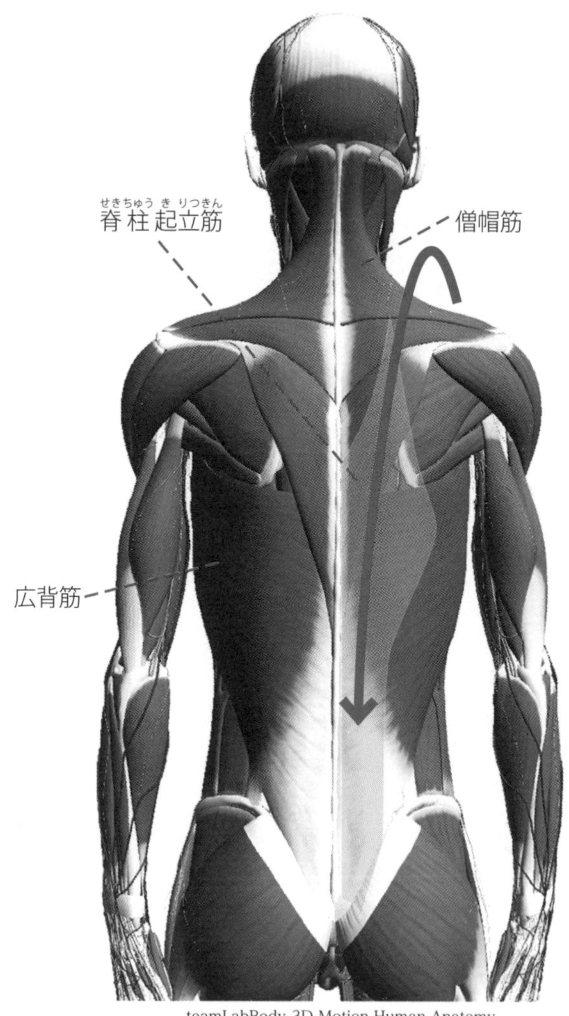

teamLabBody-3D Motion Human Anatomy

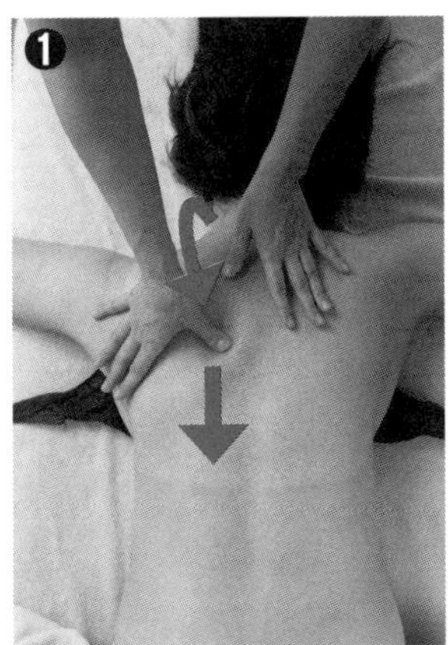

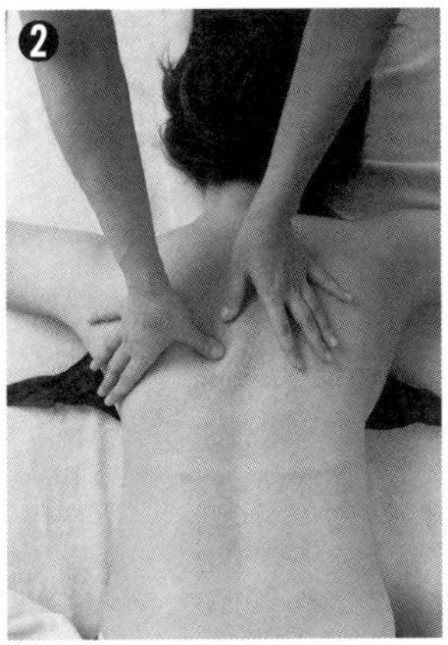

❶❷鎖骨側に引っ張られている僧帽筋に、親指を使って背中に向かって圧をかけ、引き戻すイメージで行う。

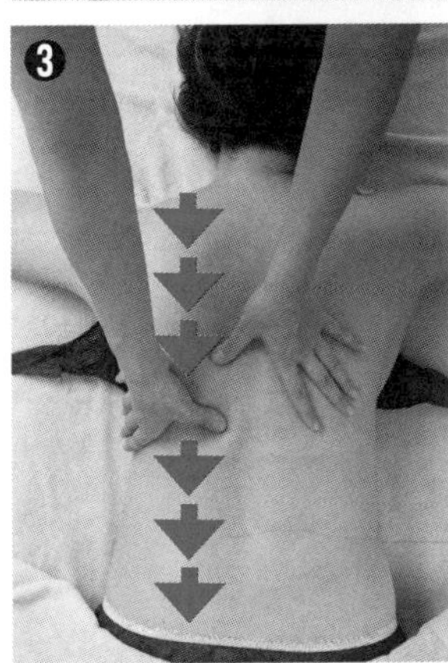

❸広背筋の下にある脊柱起立筋に働きかけるイメージで小刻みに親指を動かし、腰までほぐす

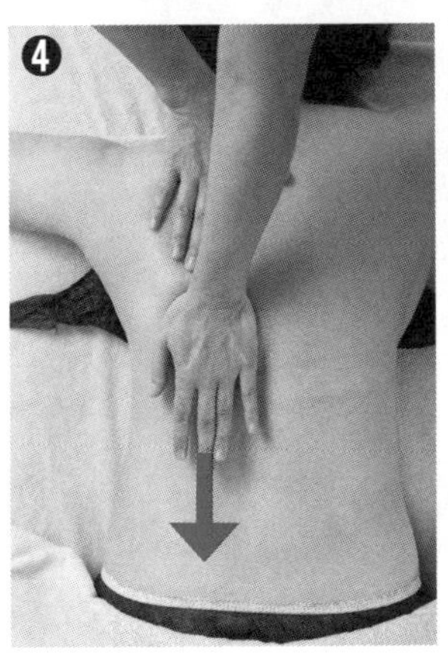

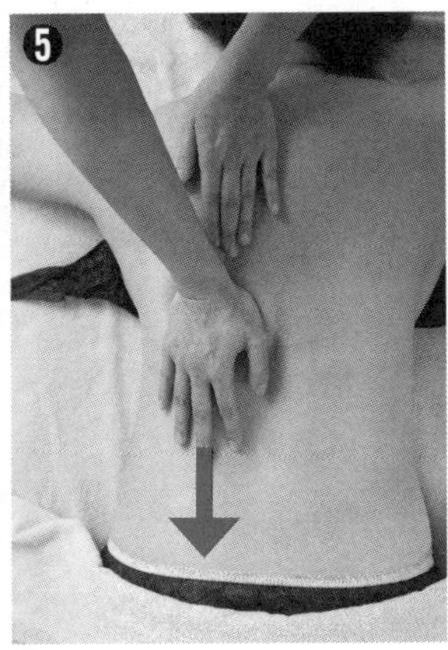

❹❺左右の手根を交互に使い、肩から腰にかけて、圧を加えながらほぐす。

背面5 背中全体のリンパの通り道を作る

肋骨周辺のリンパの通り道を作ります。背中のきれいなラインを引き出すアプローチでもあります。背中が出るドレスを着る前にもおすすめの、美ライン作りケアです。

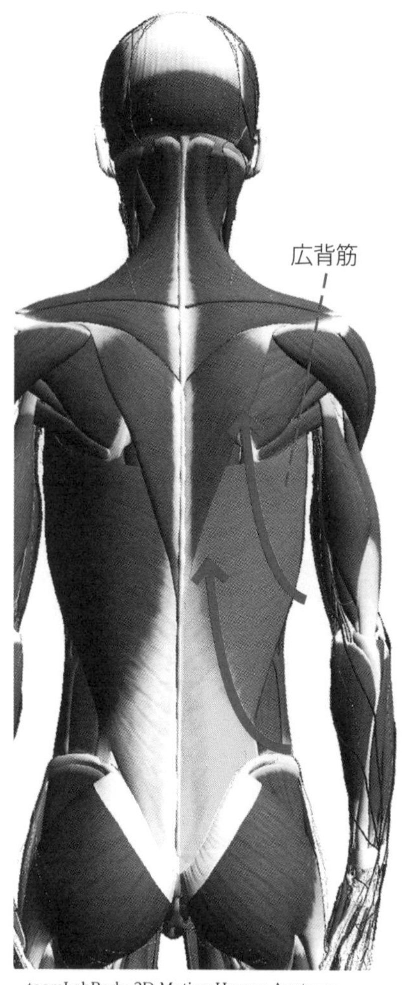

teamLabBody-3D Motion Human Anatomy

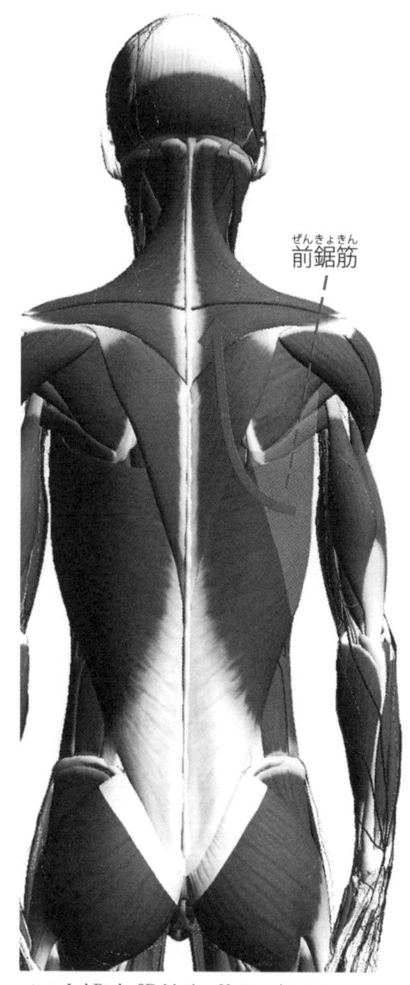

teamLabBody-3D Motion Human Anatomy

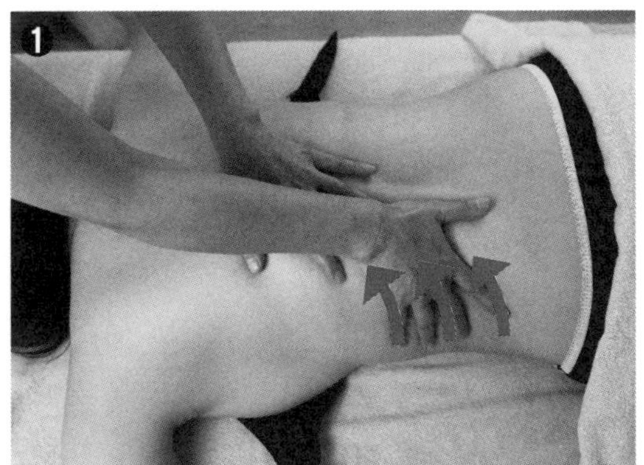

❶❷指先を少し立てるようにして、腰のあたりから斜め上方の背骨に向かい、広背筋を横切ってほぐす。

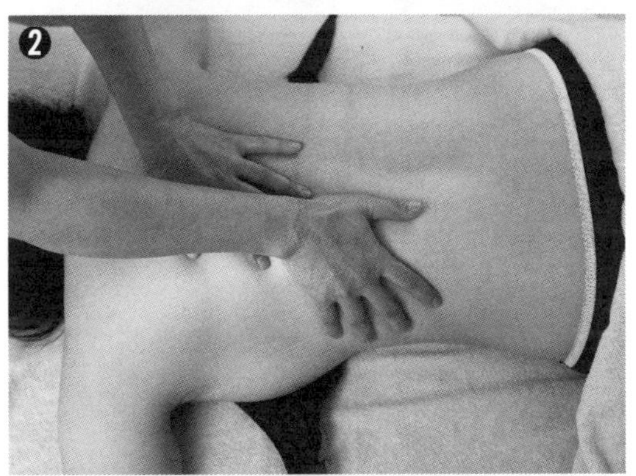

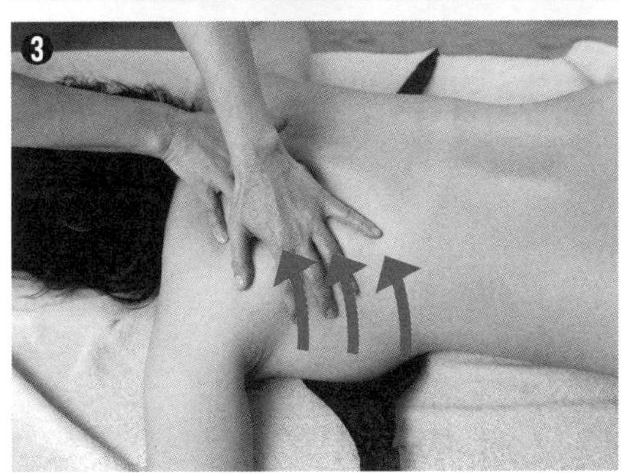

❸①と同様に指先を使い、肋骨の間に指を入れるイメージで前鋸筋をほぐし、ゆるめて整える。

背面６ 肩甲骨周辺のリンパの通り道を作る

肩甲骨の上をゆるめ、整えて、リンパの通り道を作ります。肩甲骨の上に棘下筋がついています。意外と、棘下筋がコリコリとかたくなっている人が多くいます。「コリコリ」を探りながら行ってみましょう。

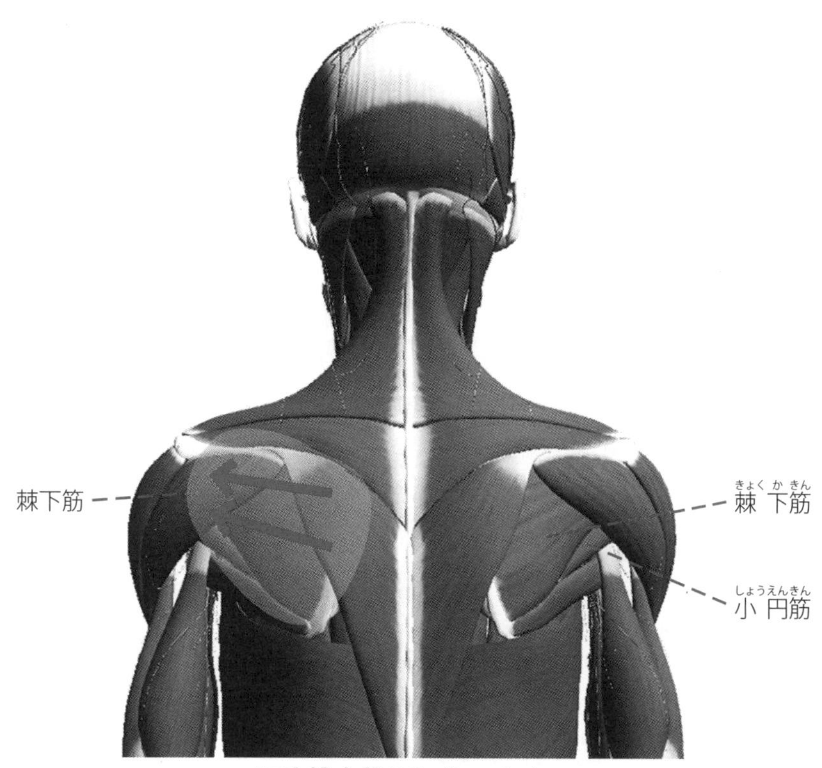

teamLabBody-3D Motion Human Anatomy

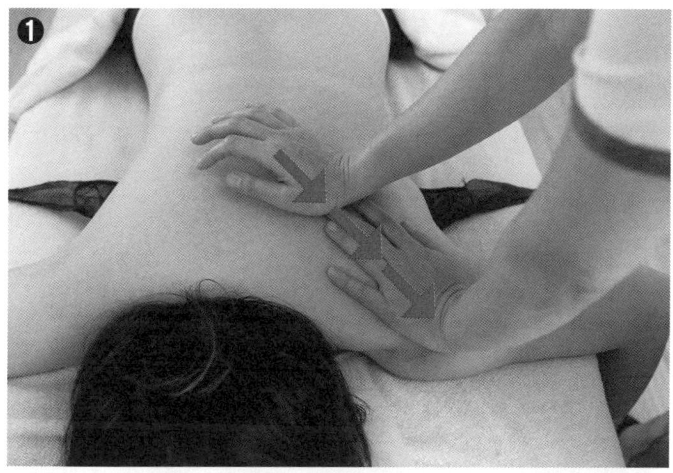

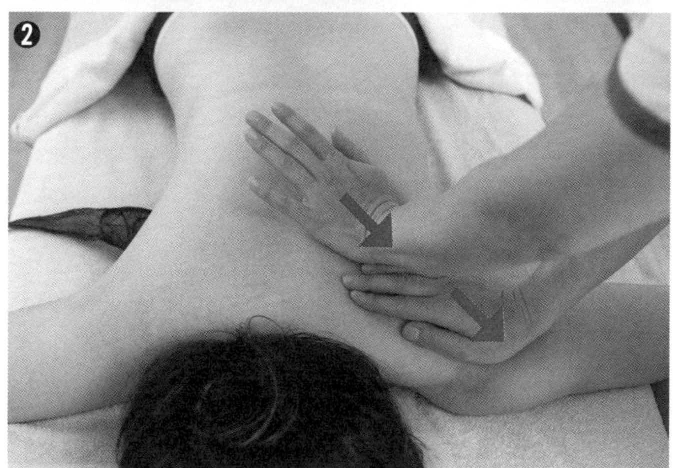

❶❷左右の手根を交互に使って、棘下筋の筋繊維の流れに沿って、肩に向かって圧をかけながら、筋肉を伸ばしてゆるめ、整える。

背面7 腕のリンパの通り道を作る

上腕三頭筋をゆるめ、整え、二の腕の後ろ側のリンパの通り道を作ります。ひじから手首までも行いましょう。

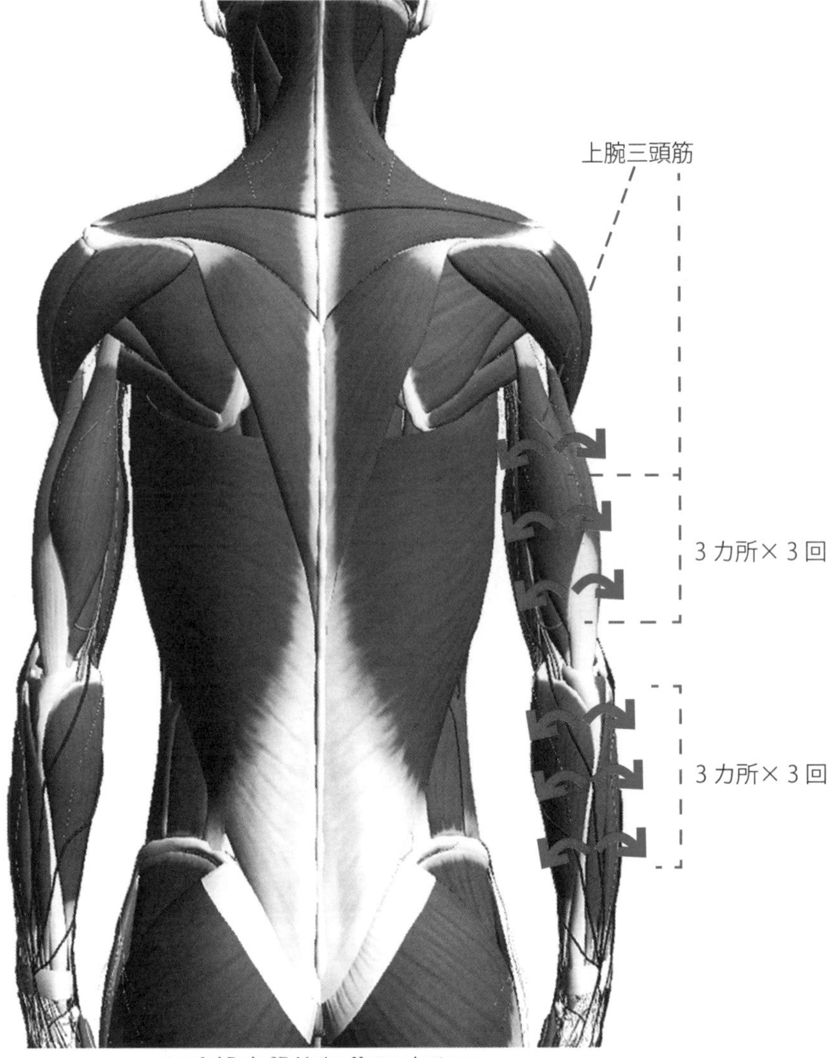

teamLabBody-3D Motion Human Anatomy

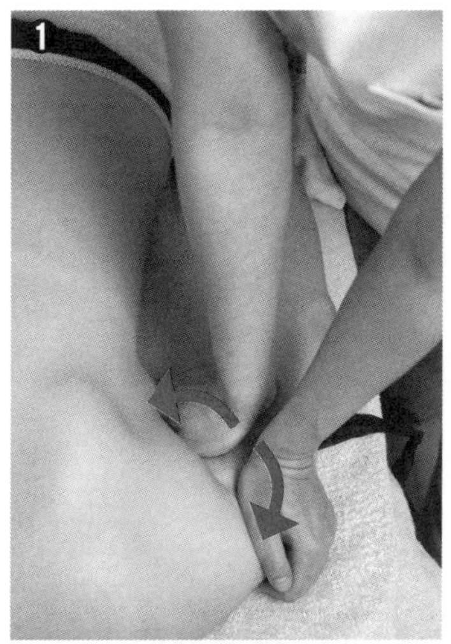

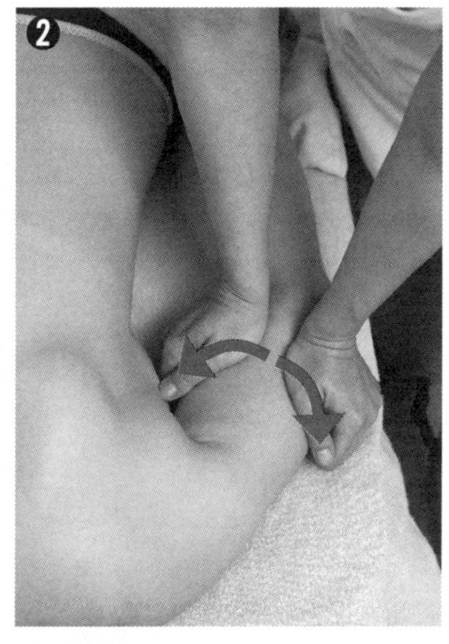

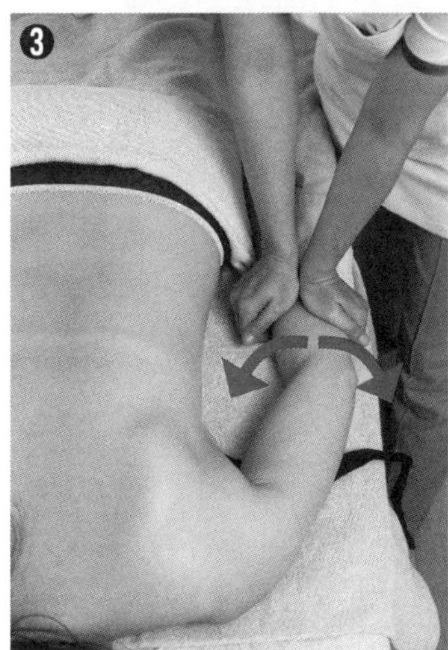

❶❷❸両手の手根で筋繊維を横切るように、腕のつけ根からひじ、そしてひじから手首にかけてゆるめ、整える。軽く体重をのせて行うと、セラピストの身体が楽。

背面8 腕のドレナージュ

腕全体をゆるめ、整えたあとに、手首から腋窩リンパ節に向かってドレナージュします。

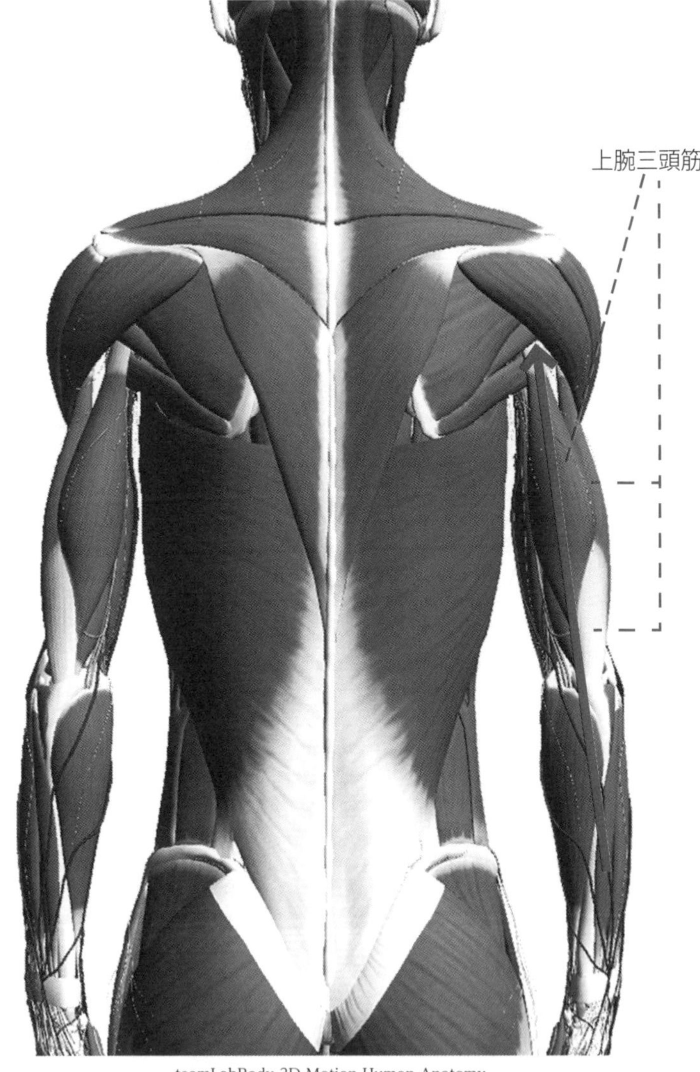

teamLabBody-3D Motion Human Anatomy

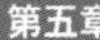

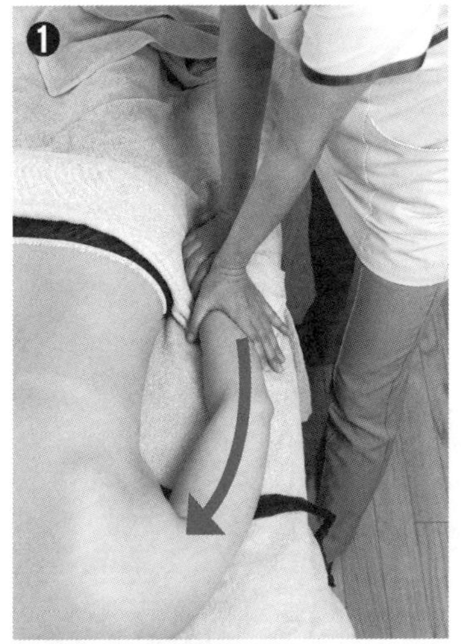

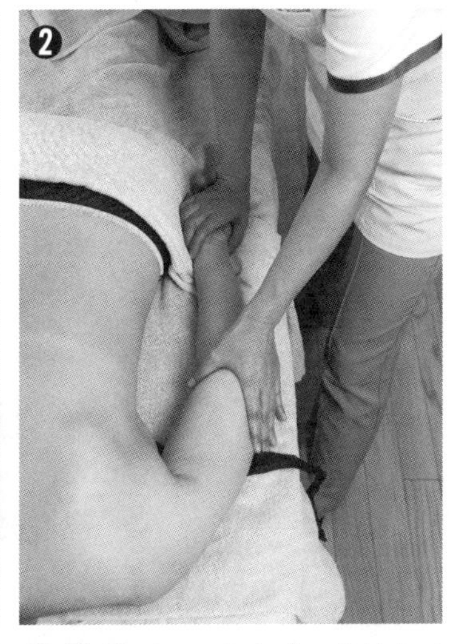

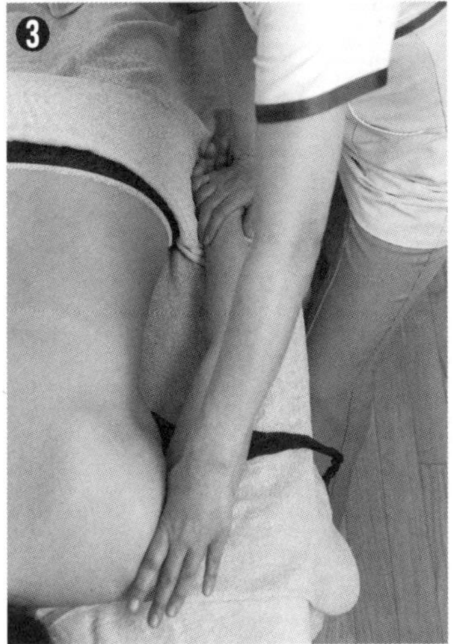

❶❷❸手のひらを腕に密着させ、手首から腋窩に向かってドレナージュする。強圧にしなくてよい。

背面9 背中から腰にかけてリンパの通り道を作る

背中全体のリンパの通り道を作ります。背中の仕上げです。

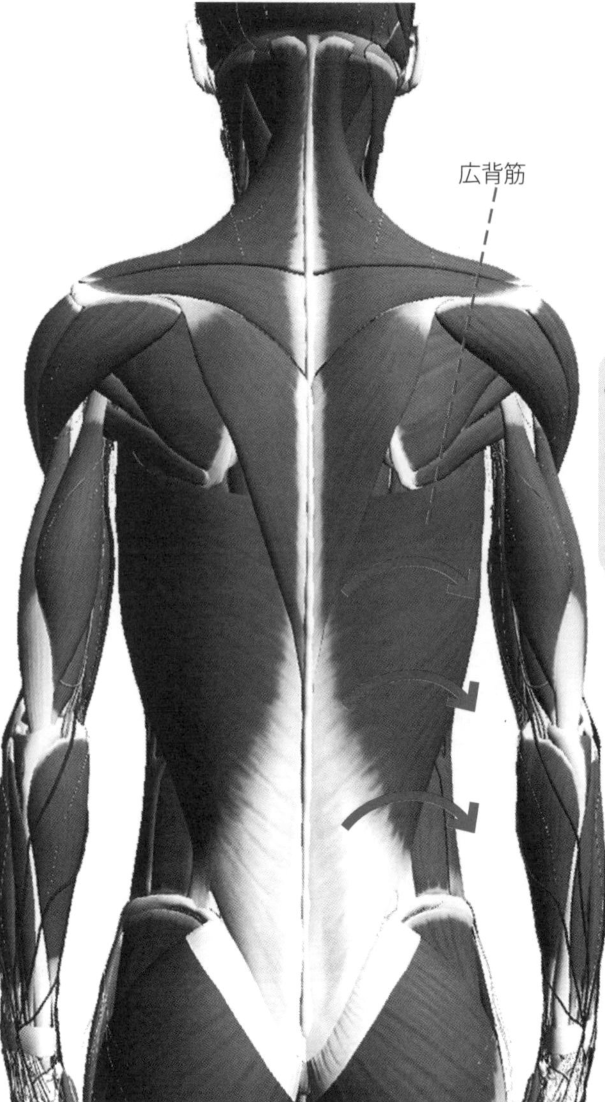

teamLabBody-3D Motion Human Anatomy

Before & After チェックポイント

背面4 〜 背面9

・肩の幅
・背中の盛り上がり
・背中のサイドライン

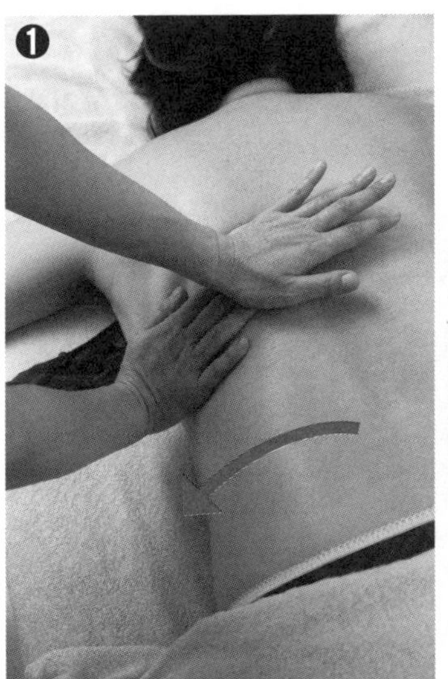

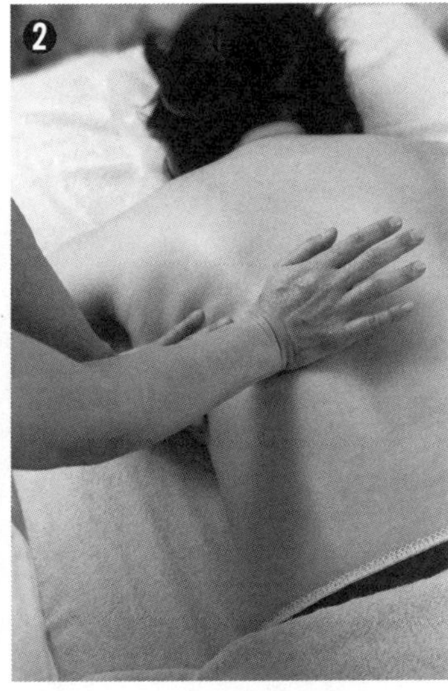

❶❷広背筋を背骨から引きはがし、「ねっとり」としたイメージで、左右の手根を交互に使って矢印の方向に向かって動かし、筋肉をゆるめ、整える。

背面10 腰周辺のリンパの通り道を作る

腰方形筋をゆるめ、整えて、リンパの通り道を作ります。腰方形筋がかたいと、ウエストと腰のくびれができにくいので、しっかりゆるめ、整えます。

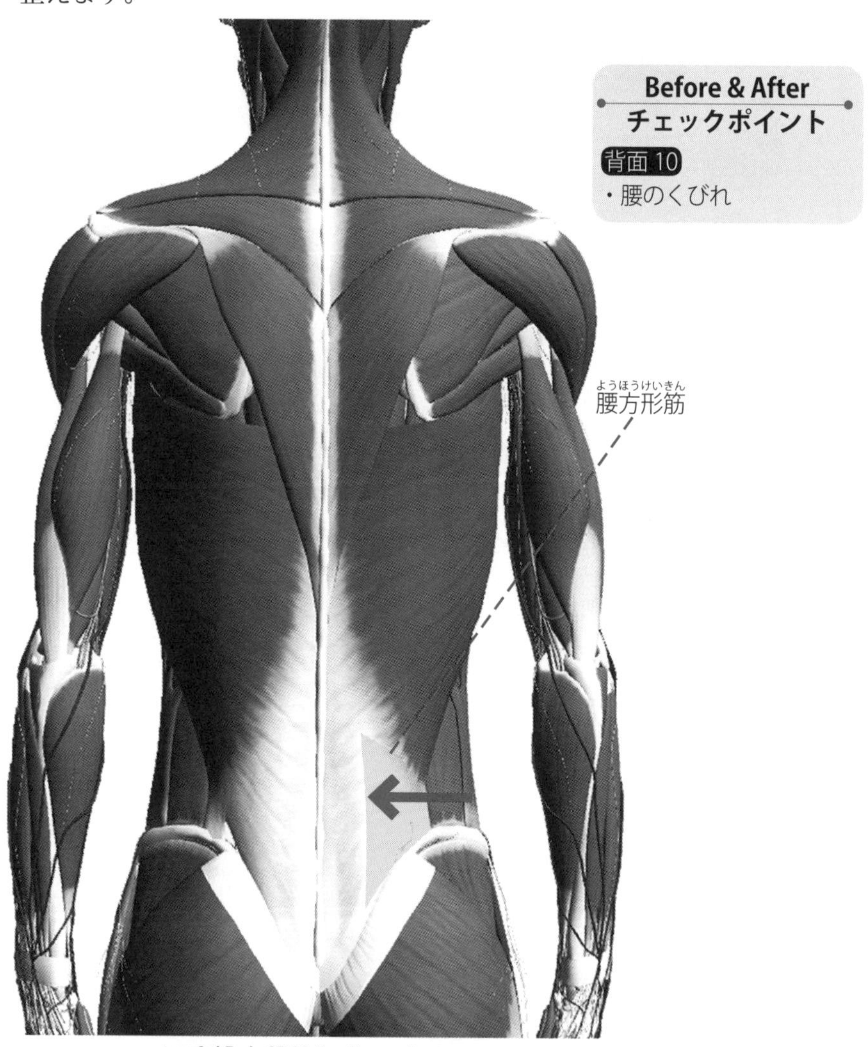

teamLabBody-3D Motion Human Anatomy

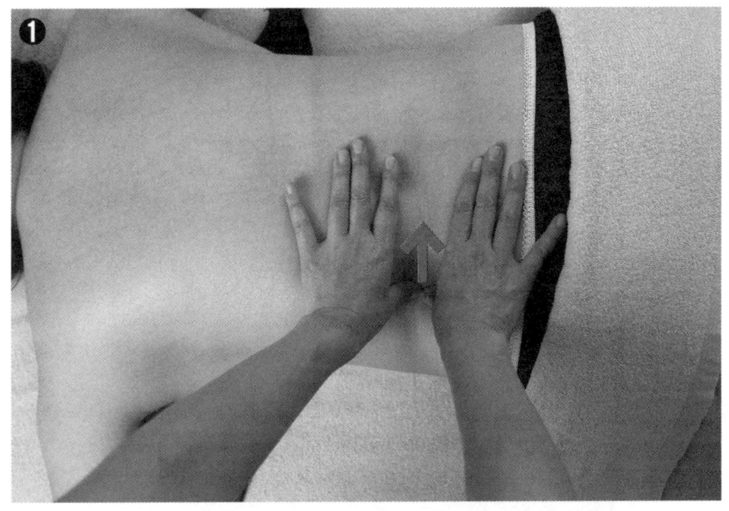

❶骨盤と助骨をつなぐ筋肉、腰方形筋の下に親指を入れ込むイメージで刺激を与え、筋肉をゆるめ、整える。

背面11 臀部のリンパの通り道を作る 1

大殿筋と中殿筋は腸骨についています。大殿筋と中殿筋を腸骨から引きはがすイメージでアプローチしてゆるめ、整えます。

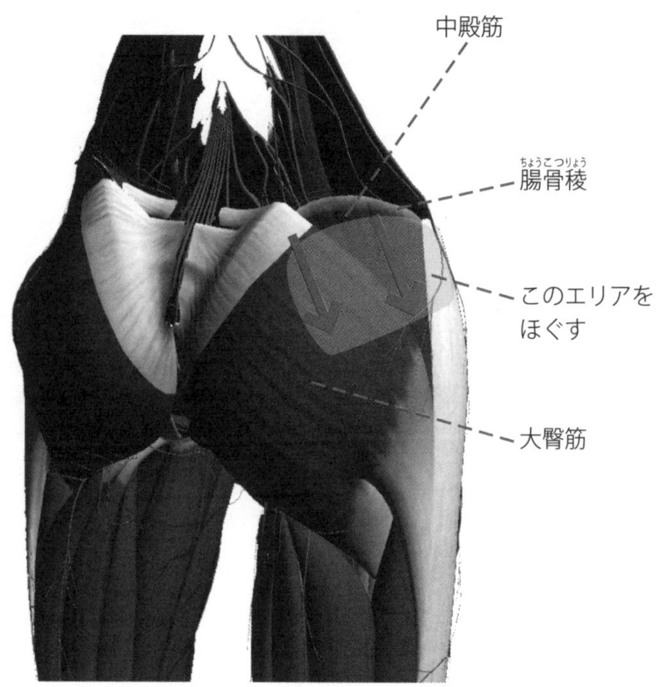

teamLabBody-3D Motion Human Anatomy

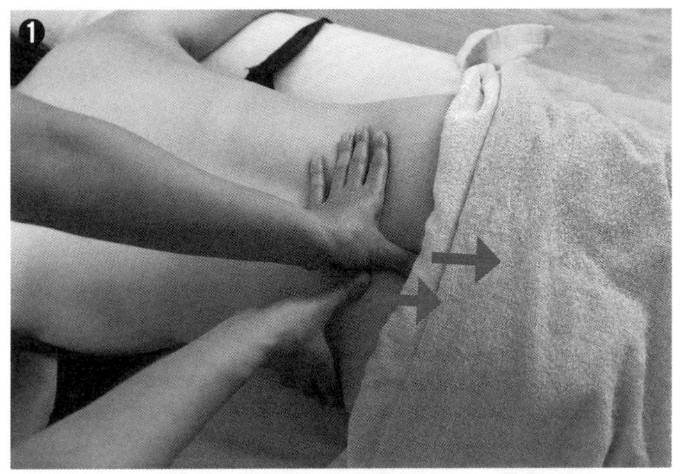

❶腸骨稜から 10cm 下くらいまでの間を、両手の親指を交互に使って、大臀筋と中臀筋をゆるめ、整える。

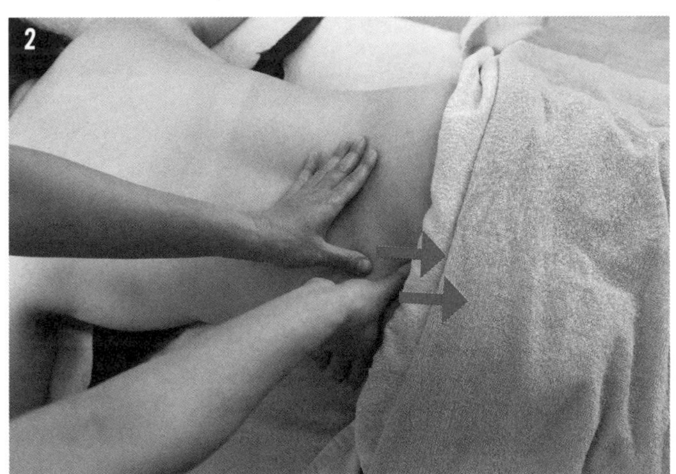

❷ 親指の位置を外側にずらし、同様に行う。

背面 12 臀部のリンパの通り道を作る 2

背面 11 とは違うアプローチで、大臀筋をゆるめ、整えます。

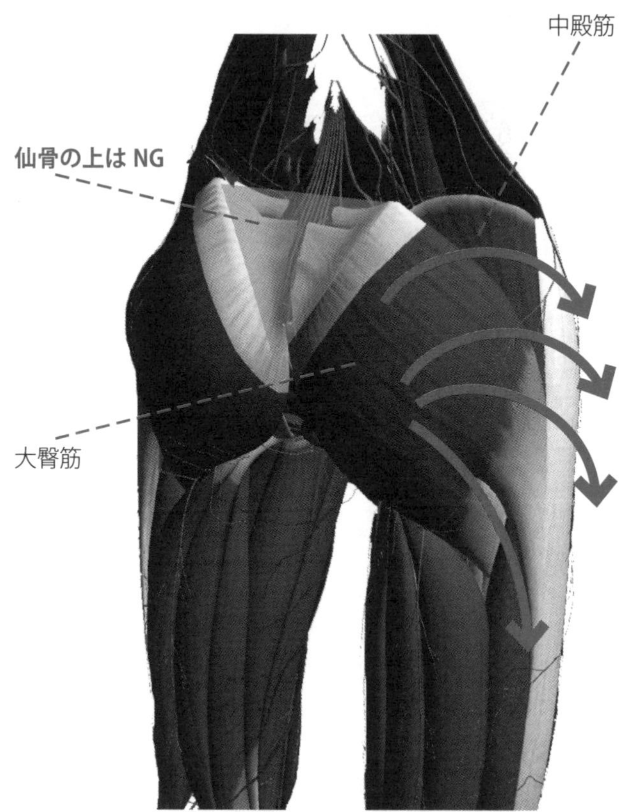

teamLabBody-3D Motion Human Anatomy

Before & After
チェックポイント

背面 11 背面 12

・ヒップの両サイドライン
・ヒップと太ももの境目

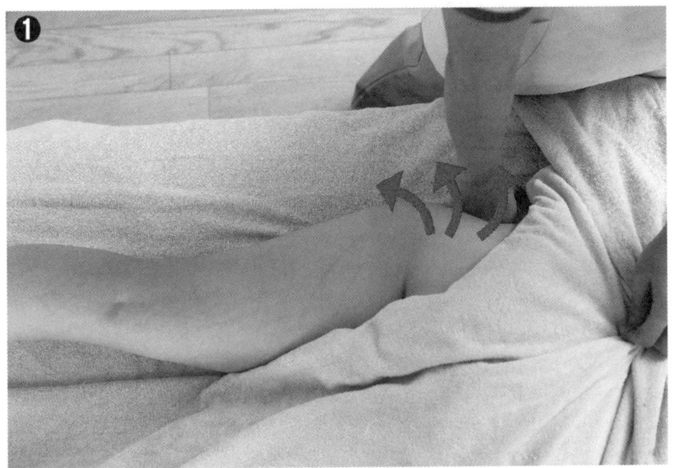

❶手を握ってこぶしを作り、第２・３関節間の平らなところを使い、臀部を横切るように矢印の方向に、一定の圧を加えたまま手をスライドさせる。３カ所に分けて筋肉をゆるめ、整える。

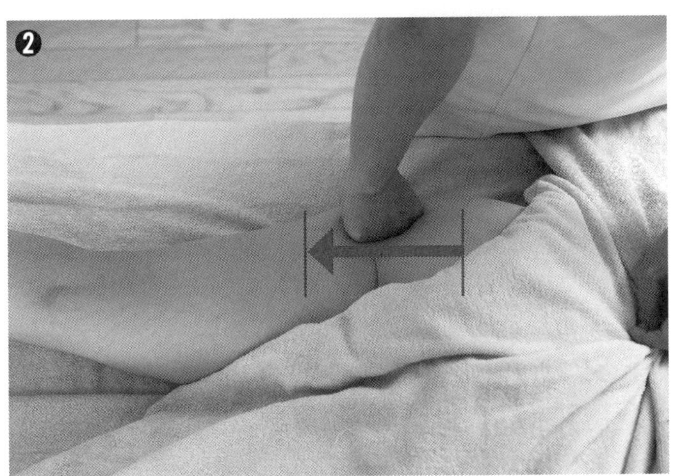

❷①と同様にこぶしを使って、臀部中央から臀部と太ももの境い目を 10cm ほど過ぎた位置まで、大臀筋を伸ばすイメージで圧をかけてゆるめ、整える。

注・仙骨の上は避ける。

背面 13 太もも裏面のリンパの通り道を作る

太もも後ろの筋肉が張っていて、セルライトが多いところです。施術の前後で、肉質の変化を感じ取りやすく、お客様にも実感していただきやすい場所です。

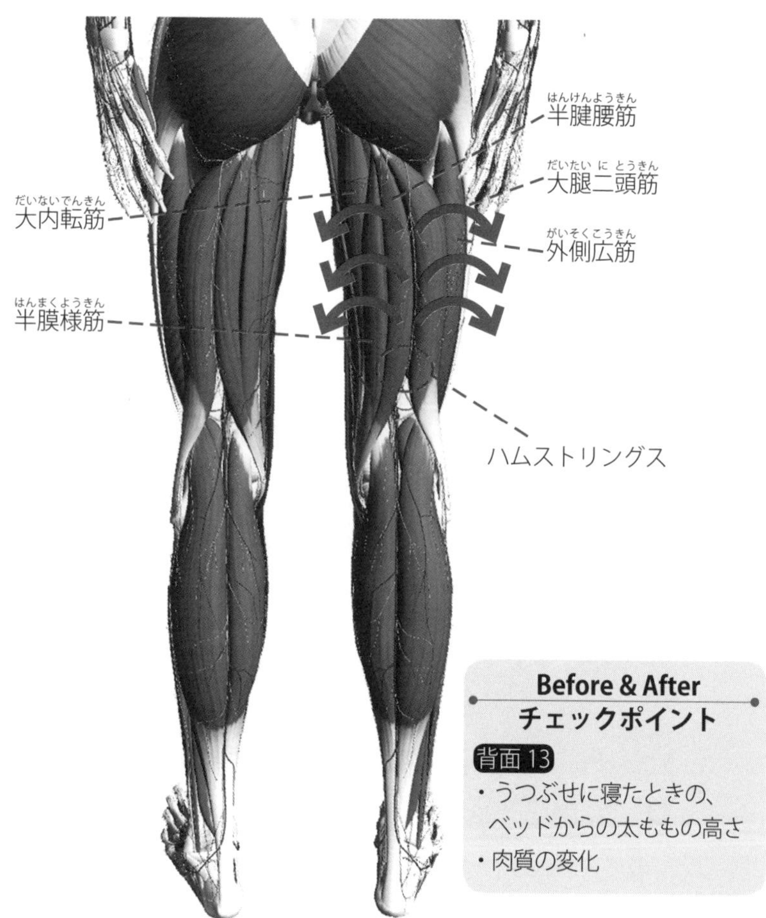

teamLabBody-3D Motion Human Anatomy

Before & After チェックポイント

背面 13

- うつぶせに寝たときの、ベッドからの太ももの高さ
- 肉質の変化

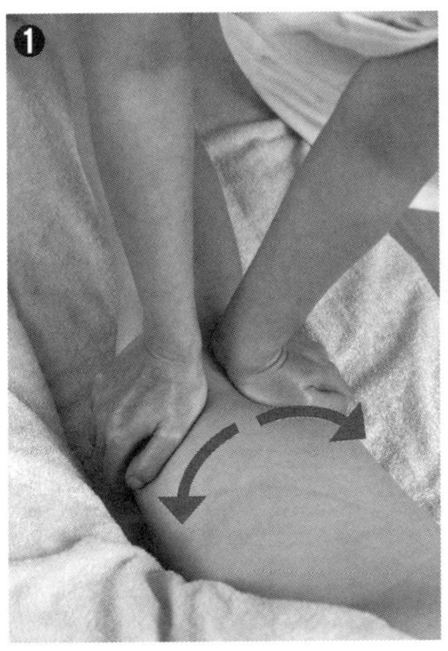

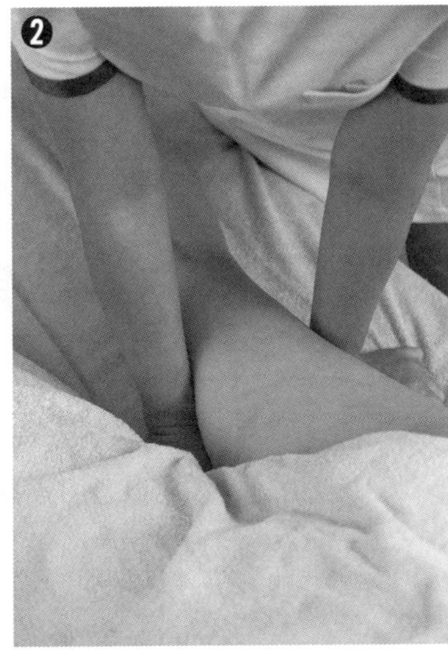

❶❷手根を使い、筋繊維を横切るようにして筋肉をゆるめ、整える。太もも上部から膝にかけて、3カ所×3回行う。

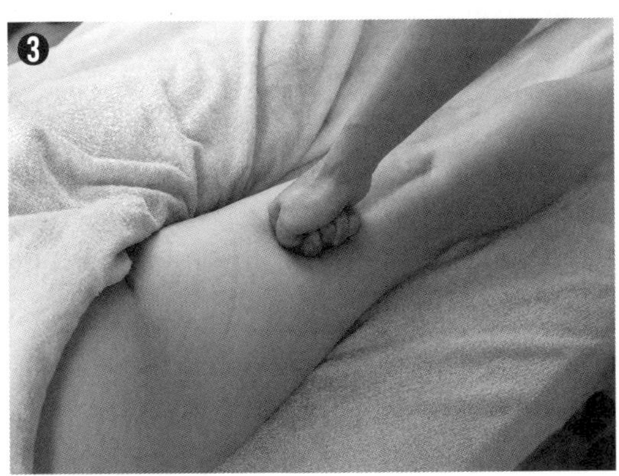

❸ハムストリングスは、軽く握った手でほぐす。

背面14 ふくらはぎのリンパの通り道を作る

「第二の心臓」といわれるふくらはぎは、しっかりゆるめましょう。リンパの通り道を作ることで、筋肉ポンプも効率よく活用できるようになります。

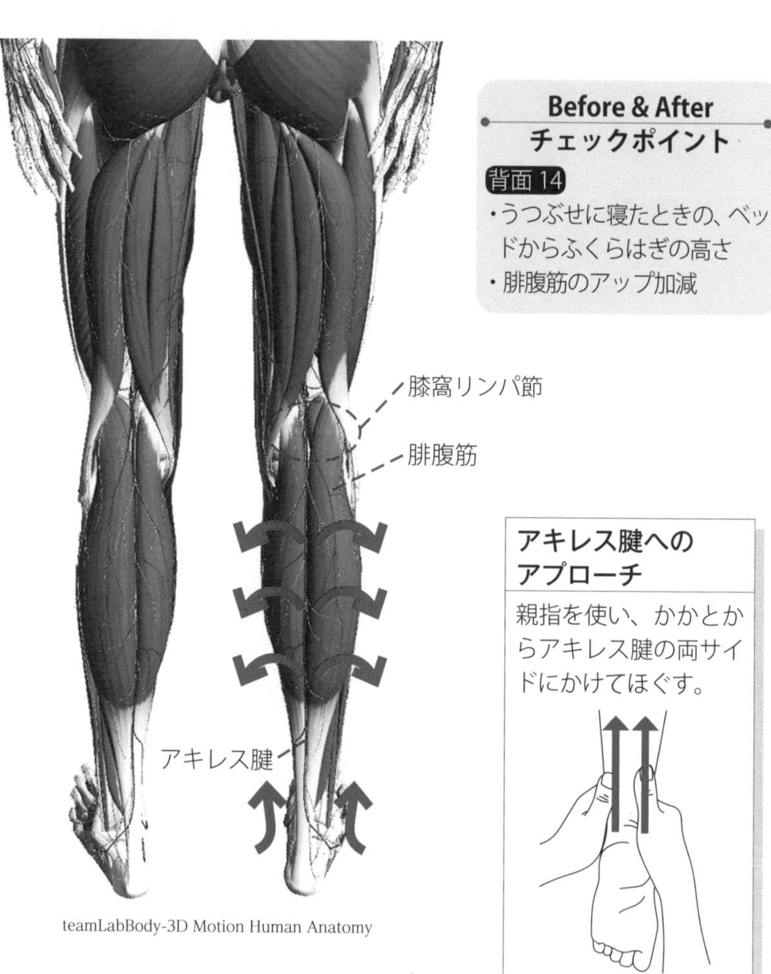

teamLabBody-3D Motion Human Anatomy

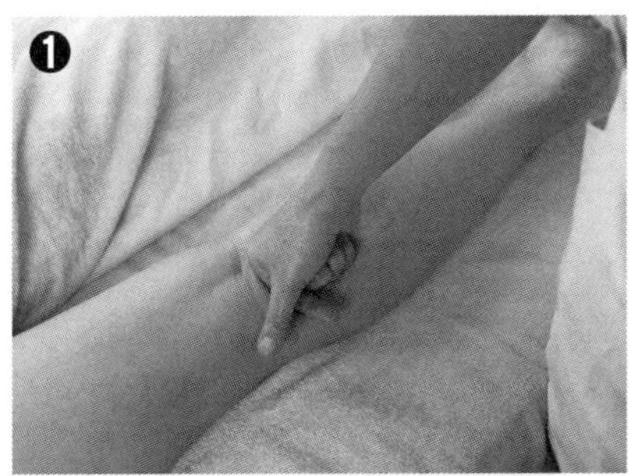

❶手を握ってこぶしを作り、指の第2・3関節間の平らなところを、膝窩リンパ節にあて、優しくほぐす。

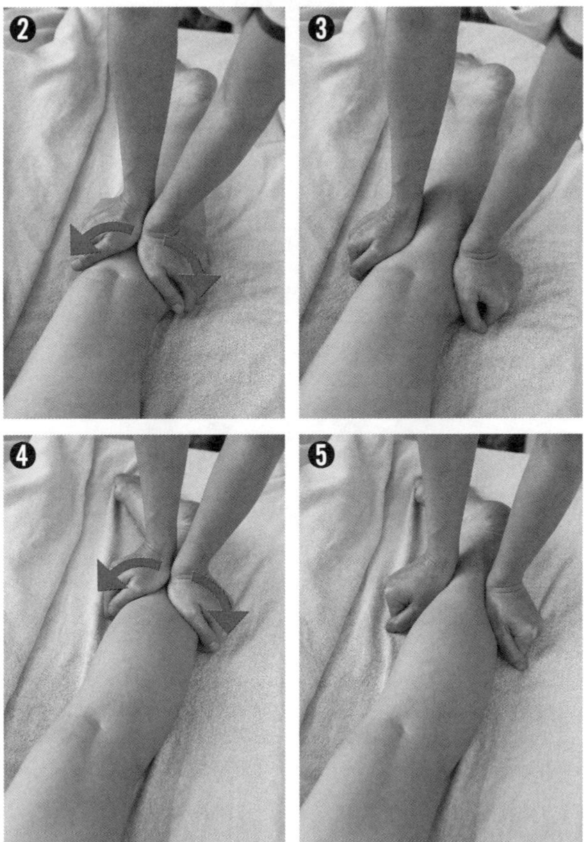

❷❸❹❺両手の手根を使って、筋繊維を横切るようにし、筋肉をゆるめ、整える。膝下から足首にかけ、3カ所×3回行う。

背面 15 背面全体のリンパドレナージュ

仕上げのドレナージュです。まず、足首から臀部にかけてドレナージュを行い、腰から腋窩リンパ節に向かってドレナージュします。

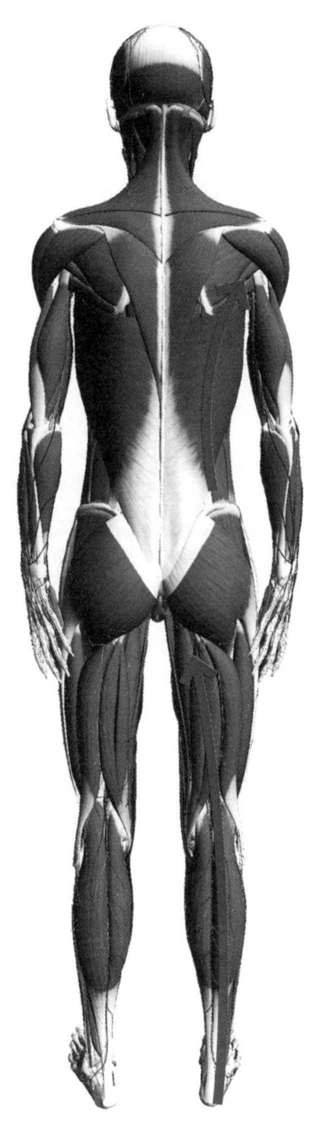

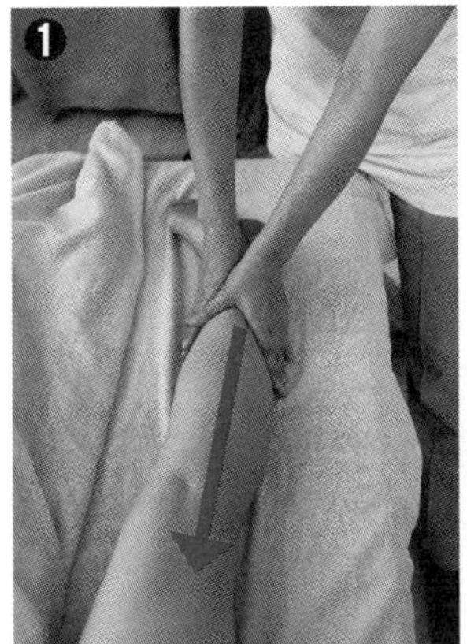

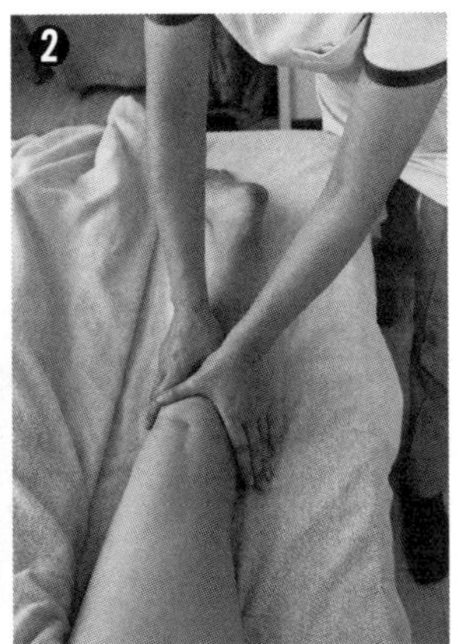

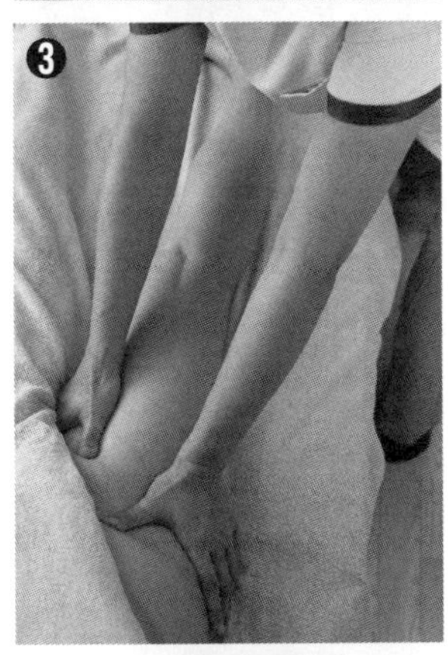

❶❷❸両手のひらを密着させて足首に圧をかける。そのまま臀部に向かってドレナージュする。

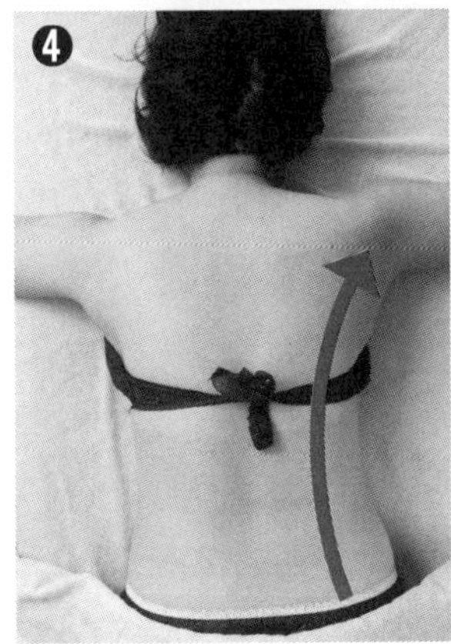

❹両手のひらを密着させて、腰から腋窩に向かってドレナージュする。

おわりに

最後までお読みくださり、ありがとうございます。

本書は、イラストでわかりやすく、イメージでリンパのことが理解できる一冊です。そして、施術の実践についても、メソッドの基礎になるコースをわかりやすく、しっかりとご紹介しました。

私がエステティシャン、セラピストとして活動する中で、リンパについて生まれた疑問を取り上げ、その解答をギュッと詰め込みました。「こんな本があったらいいな！」と思っていた形を実現させた本です。

リンパ解剖生理学は難しいイメージを持たれる方も多いでしょう。

しかし、これらを身近に感じられ、リンパへの理解が深まることは、スキルアップ、カウンセリング力アップ、オイルトリートメント・施術のスキルアップにつながると、経験上、実感しています。

なぜなら、エステティシャンとして美容の仕事に携わることに決めたときは、身体のことはおろか、美容についても、実は知識も興味もまったく持っていなかったからです。

私は、独身時代、一般企業のＯＬをしていましたが、結婚を機に退職し、専業主婦として育児に専念していました。

しかし、30代前半で親友の死を経験し、「人生は一度きり。後悔しない生き方をしたい」という思いが沸き上がりました。そして、自分の可能性を探り、選択肢を広げるためには、経済的にも家族に迷惑をかけないよう自立しなくてはいけない、と思うようになったのです。

ただ、子どもが命に関わるほどの重度の食物アレルギーだったため、フルタイムで働きに出ることは難しい状況でした。そこで私は、家にいながらにして自立を目指すことが可能な、美容の道を選んだのです。
その当時の私は、美容の仕事は、経済的なメリットしか見ていませんでした。

その後、子どもの生活に支障がない範囲でのエステサロンの勤務を経て、ようやくホームサロンを立ち上げました。
開業したエリアはサロン激戦区でした。誰でも購入できるエステ機器や化粧品では差別化は難しく、他店とは違う特徴で集客を目指す必要を強く感じました。
私は、腕を磨いて「むくみ・セルライトケアで地域ナンバーワンのサロンになる」という目標を掲げたのです。

そこで、「はじめに」でお伝えしたように、さまざまな資料を読みあさり、専門家に教えを乞いに行き、リンパの解剖生理について、また、むくみ・セルライトのケアについて、疑問を一つ一つ解決していきました。

従来の「リンパを流す」から「リンパの通り道を作る」という発想の転換によって、[コツドレ] [かおドレ] [ボディドレ] [セルエク] が誕生したときは、この上もない達成感を感じたことを、今でも覚えています。この逆転の発想から生まれた施術は、エステティシャン、セラピストの体の負担の軽減と自身の身体ケア、そして、お客様のリンパに、より深く働きかけることが可能です。

また、リンパの流れは血液の流れと同じようなメカニズムで流れているため、リンパの通り道を作ることは、血液の流れの促進にもつながります。

リンパの流れと血液の流れを活性化させることは、それぞれの細胞が持つ力を最大限に引き出し、免疫力アップにつながります。これは病気に負けない身体を作る未病ケアとなります。

エステティシャンやセラピストが、お客様に癒やしを与えるだけでなく、身体の健康維持、未病ケアに貢献できるのは、とても光栄なことだと思っています。

末永くこのお仕事に携わっていくためには、施術者本人の体の負担軽減、効率よく身体をほぐし、リンパの流れを活性化させること、身体のコンデションを整え続けることも必須です。

経済的な自立を目的として踏み込んだ美容の世界が、こんなにも深く、やりがいに満ちたものであったことは、今や、うれしい驚きにあふれています。もちろん、お客様にとって魅力的な施術を提供できれば、経済的にも自立が可能です。そして自分だけでなく、家族の人生の選択肢も広げられる素晴らしい仕事であると、確信しています。

古瀧式メソッドで、エステティシャン、セラピストの方が、末永く活躍するためのサポートができたら幸いです。

令和３年２月吉日

骨盤ドレナージュ® アカデミー代表　古瀧さゆり

古瀧さゆり（こたき　さゆり）

骨盤ドレナージュ® アカデミー代表。横浜市出身。大手企業を渡り歩き、結婚を機に退職。美容業界に身を投じ、ホームサロンを開業。むくみとセルライトのケアに着目し、さまざまな手わざを習得しながら腕を磨く。差別化を図るため、試行錯誤を繰り返したのち、10分で効率よく身体に変化を生み出す施術、しかも着衣のまま受けられる「下半身のむくみを根本的にケアする施術・骨盤ドレナージュ」を考案。ＣＡや元パリコレモデルなども通う満員御礼のサロンとなる。このメソッドを多くの施術者に伝えるべく、2017年に骨盤ドレナージュ®アカデミーを設立。さらに可能性を広げようと、接骨院や大学病院の医師の協力のもと、難病指定疾患の患者を対象にモニタリングを重ね、研鑽を積んでいる。

そのほか、講演やイベントの開催、ＳＮＳの発信などで、美と健康・長寿を目的に人材育成に務めている。

骨盤ドレナージュ® アカデミー
https://www.kotsudore.com/

逆転発想から生まれた

シン・リンパドレナージュ

超図解！「イメージング解剖生理学」

2021年3月 1 日　初版第1刷発行
2023年3月15日　初版第2刷発行

著　者　古瀧さゆり
発行者　東口敏郎
発行所　株式会社 BABジャパン
〒151-0073 東京都渋谷区笹塚 1-30-11　4・5F
TEL　03-3469-0135　　FAX　03-3469-0162
URL　http://www.bab.co.jp/
E-mail　shop@bab.co.jp
郵便振替　00140-7-116767
印刷・製本　中央精版印刷株式会社

ISBN978-4-8142-0377-2 C2077

モデル　shiho　nana
撮　影　山野知隆
解剖図CG　teamLabBody-3D Motion Human Anatomy
デザイン／イラスト　石井香里

BOOK Collection

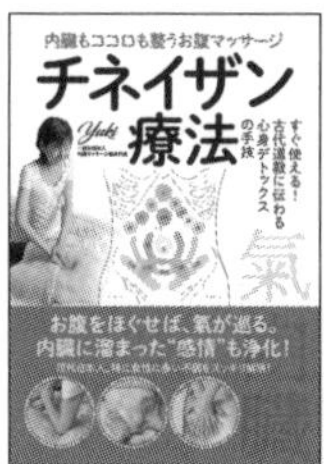

内臓もココロも整うお腹マッサージ
チネイザン療法

お腹をほぐせば、氣が巡る。内臓に溜まった“感情”も浄化！心身の癒しと免疫力アップが益々求められる時代、身体の内部にアプローチして絶大な効果を発揮する療術を伝授します。便秘・ダイエット・不妊・腰痛・抑うつ・不眠・眼精疲労・更年期ケア・生理痛・冷え性など、現代日本人、特に女性に多い不調をスッキリ解消!

● Yuki 著　● A5 判　● 152 頁　●本体1,500円+税

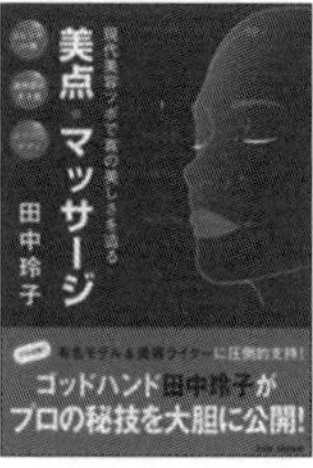

現代美容ツボで真の美しさを造る
美点マッサージ

美点とは・・・それは、従来のツボより 1000 倍の美容効果がある、現代人のための現代美容ツボ。遥か昔、人類が畑仕事をしていた頃の“動”のツボが東洋のツボだとすると、美点は動かない筋肉に働きかける現代人のための”静“のツボ。ゴッドハンド田中玲子が12万人を施術してわかった新たな美容ツボの厳密な位置を初公開します。

●田中玲子 著　●A5判　●158頁　●本体1,600円+税

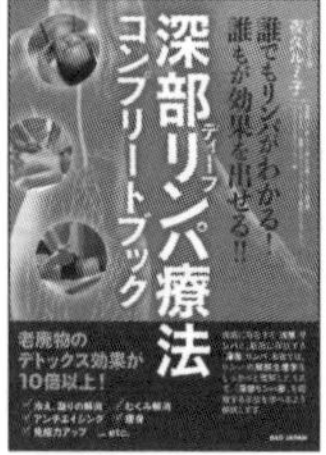

誰でもリンパがわかる！誰もが効果を出せる!!
深部(ディープ)リンパ療法コンプリートブック

皮膚に存在する「浅層」リンパと、筋肉に存在する「深層」リンパ。本書では、リンパの解剖生理学をしっかりと理解したうえで、「深部リンパ節」を開放する手技を学べるよう解説します。「理論編」でリンパの全体像がわかる解剖生理学をわかりやすく解説し、「手技編」で西洋医学の解剖生理学に基づいたドイツリンパ療法に、東洋医学の鍼灸理論を組み合わせた著者独自のメソッドを大公開します。

●夜久ルミ子 著　● A5 判　● 184 頁　●本体 1,600 円+税

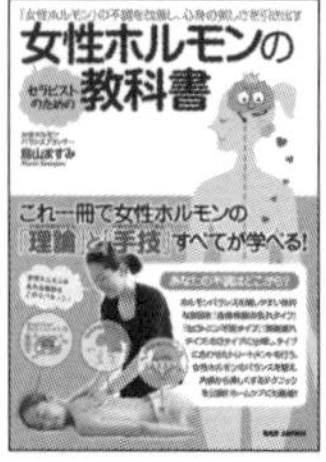

セラピストのための女性ホルモンの教科書

女性のカラダをコントロールしている『女性ホルモン』。生理痛、頭痛、肩こり、腰痛、疲れ、冷え、むくみなどの“カラダの不調”から“ココロの不調”、“美容”まで大きく関わります。女性ホルモンが乱れる原因を『自律神経の乱れタイプ』『セロトニン不足タイプ』『卵巣疲れタイプ』の3タイプに分類。『女性ホルモン』の心理学的観点からみた『理論』と不調の原因タイプ別の『ボディートリートメント』&『フェイシャルの手技』やセルフケアを解説します。

●烏山ますみ 著　●A5判　●236頁　●本体1,500円+税

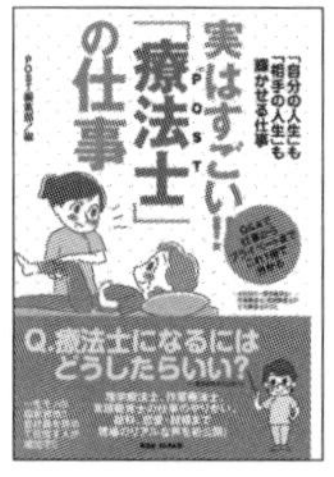

「自分の人生」も「相手の人生」も輝かせる仕
実はすごい!! 「療法士（POST）」の仕事

理学療法士、作業療法士、言語聴覚士の現場のリアルな声を初公開!　POST とは、Physical(理学療法)／Occupational(作業療法)／Speech-Language-Hearing(言語聴覚).／Therapist(療法士)　の頭文字を組み合わせたものです。国家資格を取って確実にキャリアアップを目指したい方、実際現場で働く人のスキルアップに、進路を検討中の学生や転職を考えている方などにオススメです。

● POST 編集部　●四六判　●252頁　●本体1,200円+税